JN017424

　この本は、これから看護を学びはじめる皆さんへ向けた、看護学生として一番大切な科目といっても過言ではない「解剖生理学」（からだのしくみを学ぶ科目）の土台づくりのための参考書です。

　病気の勉強をするにも、注射や聴診の技術を学ぶにも、まず大前提として「ひとのからだのしくみ」について知っておく必要があります。しかし、からだのしくみは奥深く、覚えることも多いため、理解に苦労する学生さんも多いようです。

　そこでこの本では、入学後の学びへ向けた最初のステップとして、まずは"からだのしくみを大まかに知る"ことを目指した構成にしました。からだの中に存在する様々な臓器それぞれが担っている役割や、それらの臓器が協力し合うことで行われている物流システムについて、看護を学ぶ前の皆さんでもできるだけわかりやすく学べるように、イラストをたくさん使って易しく解説しています。

　高校で生物を履修した方には復習と感じる内容もあるでしょう。一方で、生物を履修せずに進学する方、中学から理科や生物が苦手だったという方にも読み進められるよう工夫しています。

　これまでは赤シートなどを使って暗記学習をしていた方も多いと思いますが、小さいことに心を奪われて、全体を見通さないことのたとえで「木を見て森を見ず」ということわざがあるように、用語だけの暗記、つまり細かい枝葉だけの暗記では全体が見えなくなってしまいます。旅行に行くときに、ガイドブックを手にして、まずは地域全体の地図を眺めて行きたい場所を決めてから、細かな区域の説明文を読むように、まずはヒトのからだ全体をざっと軽く理解して、徐々に深く掘り下げて勉強していくことで「木を見て森も見る」ことができます。旅行の例にあたるそれぞれの観光地の細かい説明は、入学してから解剖生理学で学びます。この本を、解剖生理学の学習に生かしていただければ大変うれしく思います。

増田敦子

CONTENTS

からだのしくみがみるみるわかる

看護学生
プレ
トレーニング

人体のしくみ

増田敦子

メヂカルフレンド社

了徳寺大学健康科学部医学教育センター・教授

著者　　**増田 敦子**

デザイン　岩永香穂（MOAI）

イラスト　北原功、平澤南

学 習 記 録 表

各章末や巻末にある問題を解いて、正解した問題数を記入しましょう。

章	問題ページ	記入欄	
第 **1** 章 〉 細胞、人体の理解に必要な化学	15	○×問題	/**10**問
		選択問題	/**3**問
第 **2** 章 〉 血液循環のしくみ	21	○×問題	/**10**問
		選択問題	/**3**問
第 **3** 章 〉 呼吸のしくみ	27	○×問題	/**10**問
		選択問題	/**3**問
第 **4** 章 〉 排泄のしくみ	33	○×問題	/**10**問
		選択問題	/**3**問
第 **5** 章 〉 消化・吸収・代謝のしくみ	42~43	○×問題	/**20**問
		選択問題	/**6**問
第 **6** 章 〉 骨格・運動のしくみ	49	○×問題	/**10**問
		選択問題	/**3**問
第 **7** 章 〉 見る・聞く・触る感じるしくみ	57	○×問題	/**10**問
		選択問題	/**3**問
第 **8** 章 〉 感じたことを行動へつなげるしくみ	65	○×問題	/**10**問
		選択問題	/**3**問
第 **9** 章 〉 ホルモンがはたらくしくみ	71	○×問題	/**10**問
		選択問題	/**3**問
第 **10** 章 〉 生命を生み出すしくみ	79	○×問題	/**10**問
		選択問題	/**3**問
第 **11** 章 〉 からだを守るしくみ	87	○×問題	/**10**問
		選択問題	/**3**問
応用問題	88~91		/**21**問

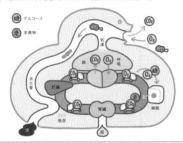

序章 体内の物流システム

introduction

●ヒトのからだは約37兆個の細胞でできているといわれています。その一つ一つの細胞、また細胞の集合体である様々な臓器がはたらくことで、ヒトは生命活動を維持しています。
●生物の最小単位である細胞は、細胞外から栄養と酸素を取り込み、代謝という化学反応をとおして生命維持に必要なエネルギーを生成し、不要な代謝産物を細胞外に排出しています。宅配車が商品を届け、ゴミ収集車が不要物を回収するように、個々の細胞に必要な物資を届け、不要になったものを運び出すトラックの役割を果たすのが血液です。

生きていくためには、エネルギーの源である酸素と栄養素が必要。
でも栄養素を使うと老廃物が生じるので、呼気や尿で排出している!
これら酸素・栄養素や老廃物を運搬するのは、血液。

 からだを構成する一つ一つの細胞が生命活動を営むために使うエネルギーは、栄養素を酸素で燃焼することで生成されるので、これらを供給する消化器系と呼吸器系が生命活動を支えているといえます

Introduction

各章の冒頭では、からだのしくみを皆さんが身近に感じられるようなたとえ話を使って説明しています

本編ではからだのしくみを学んでから、はたらきを学んでいきます。構造をあらわすイラストをじっくり見て学び、からだのはたらきを理解する知識を身につけます。

▶ 心臓 はこんな 構造

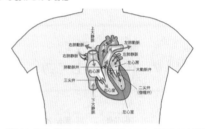

　心臓は左右の肺の間、横隔膜の上にあります。円錐形をしており、大きさはそのヒトの握りこぶし大で重量は大人で約300gです。心臓の内部は右心房、右心室、左心房、左心室の4つの部屋に分かれています。また、トラック（血液）が逆走しないように、それぞれの部屋の出口には逆流防止弁があり、血液は一定方向にしか流れないようになっています。心房の出口には房室弁があり、心室からの逆流を、心室の出口には動脈弁があり、動脈からの逆流を防止します。

▶ 「トッ・クン」という音の正体

　房室弁と動脈弁は血液が心房や心室から出るときに開き、逆流しそうなときに閉まります。弁が閉まると、逆流しようとしていた血液が弁により行く手を阻まれ血流が乱れます。この血流の乱れより音が生じ、聴診器を使うと房室弁と動脈弁のそれぞれが閉まるときに「トッ・クン」と2つの音を聴取することができます。これらの音を心音とよびます。

column

心筋 は 自動的 に 動く

　脳梗塞や脊髄損傷などで神経を損傷すると、脳からの指令が伝達できなくなり運動麻痺になることがあります。しかし、心筋は神経支配がなくても自動的に収縮を繰り返すことができるので、神経の損傷で心臓が止まることはありません。また、夜、眠って意識がなくても心臓は自動的に動いています。これを心臓の自動能といいます。ただ、心臓の収縮力や頻度（心拍数）の増減には自律神経系による調節が必要です。

17

▶ 骨は絶えずリフォームされている

　骨は硬いこともあり、ふだん何も変化していないように思われますが、生きた組織であり、絶えず作り変えられています。古い家をリフォームするときのように、破骨細胞が骨を破壊し、骨芽細胞が空いたスペースに新たな骨を沈着させます。

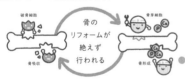

骨の
リフォームが
絶えず
行われる

　このような骨のリフォーム（リモデリングといいます）の際には、カルシウムの血液への放出（骨吸収）と骨への沈着（骨形成）が行われます。

 カルシウムを血液へ放出するのは、3月に卒業生が社会に巣立っていくときで、カルシウムの骨への沈着は4月に入学生が入ってくることで置き換えて考えると、学校の学生数はいつも変わらないのと同じで骨のカルシウム量を常に一定なのです

▶ 関節の構造

　向かい合う骨どうしの端は滑らかな関節軟骨でおおわれ、そのうち出っ張っているほうを関節頭、くぼんでいるほうを関節窩といいます。接合部は関節包に包まれています。関節包の中は、骨どうしの摩擦を減らし関節の動きを滑らかにするため、滑液という粘稠な液体で満たされています。滑液は、関節軟骨の栄養にかかわるヒアルロン酸を豊富に含んでいます。
　また、関節包を強化したり、関節の過度の運動を阻止して損傷を防ぐために、靭帯によって補強されています。

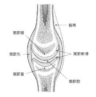

からだのはたらきは、わかりやすいイメージイラスト付きで解説しています。本文と合わせて確認し、理解を深めていきましょう

練 習 問 題

ここまでに学んだ内容を思い出しながら、練習問題を解いてみましょう。

○×問題

❶ 心臓は横隔膜の下にある。 [　]
❷ 心臓の重さは大人で約300gである。 [　]
❸ 全身を巡った血液は心臓の右心房に戻る。 [　]
❹ 肺動脈には静脈血が流れている。 [　]
❺ 静脈血は、老廃物を運ぶ血液である。 [　]
❻ 血圧は、心臓が収縮しているときが最も低い。 [　]
❼ 心音は心臓の弁が開くときに生じる。 [　]
❽ 動脈はゴム管のように伸び縮みする性質がある。 [　]
❾ ショック状態では血圧の低下を伴う。 [　]
❿ 塩分を摂りすぎると低血圧になる。 [　]

選 択 問 題

1 心臓の中で仕事量が最も大きいのはどれか。

❶ 右心房
❷ 右心室
❸ 左心房
❹ 左心室

[　]

2 細胞との間で物質交換するのはどこか。

❶ 大動脈
❷ 細動脈
❸ 毛細血管
❹ 静脈

[　]

3 動脈血が流れているのはどれか。

❶ 肺動脈
❷ 肺静脈
❸ 右心房
❹ 右心室

[　]

解剖生理学

練 習 問 題

各章の最後には、復習のための○×問題と選択問題がついています。学習した内容どれくらい理解できたかチャレンジしてみましょう

※解答は巻末の「別紙解答」をご確認下さい

応 用 問 題

巻末には、いろいろな章の内容を統合した発展的な学習のできる問題を用意しています。本書の総仕上げとして習熟度を試してみましょう

※解答は巻末の「別紙解答」をご確認下さい

応 用 問 題

　ここからは、これまで学んできた内容の総まとめです。次の文章を読み、問題に答えてください。答えは語群から選んで、番号を記入しましょう。

体内の物流システム

　約37兆個の細胞は、同じ役割をもつ細胞が集まって共同作業をする組織を作り、さらに2つ以上の組織が集まって、少し複雑な仕事をする器官を作ります。そして、いくつかの器官が集まり、役割分担しながら作業をする器官系を構成します。酸素を供給し、二酸化炭素の排出を担当するのが❶呼吸器系、食物燃料を供給するのが❷消化器系、老廃物を排出するのが❸泌尿器系です。

　これら器官系がそれぞれの役割を果たすためには、物質の流れ、つまり物流システムが必要です。運ぶ物質は血液というトラックに積まれて運ばれます。この輸送を担当するのが❹循環器系です。

　物流システムには、単に物質の輸送だけでなく、輸送する物質の保管、血液と細胞との間での物質の積み下ろし、効率よく輸送するための包装・加工といった役割も含まれています。さらに、在庫量と血液中を輸送されている物質量を監視し、必要なところに必要な物質が配送されるように物流システムの全体を調整する情報システムの役割をするのが神経系と内分泌系です。

1 下線部❶～❹について、各器官系に属する器官はどれか。すべて選びなさい。

❶ 呼吸器系： [　　　　　　　]
❷ 消化器系： [　　　　　　　]
❸ 泌尿器系： [　　　　　　　]
❹ 循環器系： [　　　　　　　]

2 ガス（酸素・二酸化炭素）と食物の両方が通過する器官はどれか。 [　]

3 栄養素を保管する倉庫の役割を果たす器官はどれか。 [　]

4 細胞が出した老廃物を水に溶かして一時的に貯蔵しておく倉庫の役割を果たす器官はどれか。 [　]

5 血液中の酸素・二酸化炭素の量に応じて、呼吸指令を出す器官はどれか。 [　]

語群
❶咽頭 ❷肝臓 ❸気管 ❹血管 ❺口腔 ❻小腸 ❼食道 ❽心臓 ❾腎臓 ❿脾臓
⓫腎臓 ⓬鼻腔 ⓭尿管 ⓮尿道 ⓯脳 ⓰肺 ⓱膀胱

体内の物流システム

● ヒトのからだは約37兆個の細胞でできているといわれています。その一つ一つの細胞、また細胞の集合体である様々な臓器がはたらくことで、ヒトは生命活動を維持しています。

● 生物の最小単位である細胞は、細胞外から栄養と酸素を取り込み、代謝という化学反応をとおして生命維持に必要なエネルギーを生成し、不要な老廃物を細胞外に排出しています。宅配車が商品を届け、ゴミ収集車が不要物を回収するように、個々の細胞に必要な物資を届け、不要になったものを運び出すトラックの役割を果たすのが血液です。

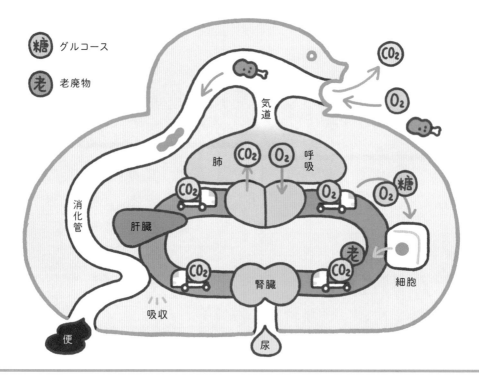

生きていくためには、エネルギーの源である酸素と栄養素が必要。
でも栄養素を使うと老廃物が生じるので、呼気や尿で排出している！
これら酸素・栄養素や老廃物を運搬するのは、血液。

からだを構成する一つ一つの細胞が生命活動を営むために使うエネルギーは、栄養素を酸素で燃焼することで生成されるので、これらを供給する消化器系と呼吸器系が生命活動を支えているといえます

▶ それだけじゃない! もっと細かい調節を行うしくみ

　生体には、血液中の物質量とその輸送状況を監視し調整するシステムがあります。

　これはからだ中に張り巡らされた神経（神経系）や、ホルモン（内分泌系）によって調節されます。

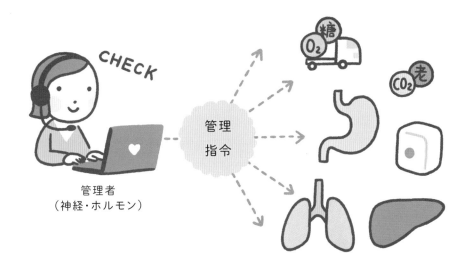

CHECK

管理
指令

管理者
（神経・ホルモン）

O₂　糖

CO₂　老

▶ たとえば、大量出血で血液量（トラック）が減少してしまったら……

　そのままにしておくと、全身に酸素や栄養素が行き渡らず、命の危機があります。

　脳に酸素が届けられず、意識が遠のき、気を失ってしまいます。

そのとき、体内で行われること

神経系による　一次救急
神経による迅速な指令で、生命維持に重要な臓器へ危機に直結しない臓器や皮膚から血液を回す応急処置。

内分泌系による　二次救急
ホルモンを分泌し、血液量を増やす指令を出して問題の根本的解決にあたる。

各系統の詳しい説明は、それぞれの章を参考にしてください

第 1 章

細胞、人体の理解に必要な化学

Introduction

▶ ヒトを構成する細胞は皆、顔かたちや仕事がちがう

- p.8で、ヒトは約37兆個の細胞からできているという話をしましたが、その細胞はすべてが同じ構造ではなく、ヒトのからだは大きさや形、役割が大きく異なる約200種類の細胞でできています。

- 人間の社会をヒトのからだ、社会を構成する私たち個々の人間を一つ一つの細胞にたとえてみると、細胞集団としてのヒトが生命活動を営んでいけるのは、様々なタイプの人間が支えることで社会が成り立っているのと同じです。

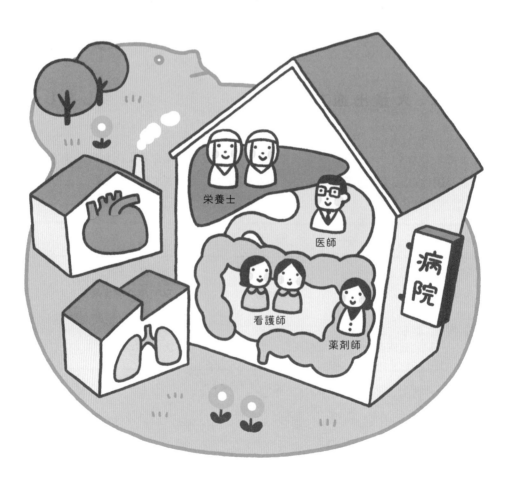

栄養士

医師

看護師

薬剤師

病院

▶ 同じ細胞は集まって組織を作る

　生物の種類には単細胞生物と多細胞生物があります。単細胞生物はアメーバやゾウリムシといった微生物で、一つの細胞だけでも生命活動を営むことができる生物です。一方、多細胞生物は一つの細胞だけでは生命活動を営めず、各細胞が役割を分担することで様々な機能を果たしています（一部多細胞生物の微生物もいます）。人間をはじめとした動物などは皆、多細胞生物です。

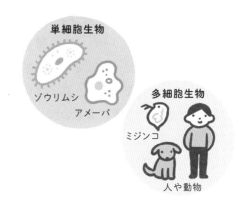

　同じように人間も一人で生きていくことはできますが、たった一人で魚を釣り、お米も作り、洋服も作り、と何から何まで自分でやらなければならないと、できることに限界があります。そのため、多細胞生物も分業してそれぞれの細胞が専門の仕事をしているのです。さらに同じ仕事をする細胞どうしが集まって組織を作っています。

▶ 組織は器官、器官は器官系、器官系は個体を作る

　病院という機関が看護師、医師、薬剤師、栄養士、事務員など、専門の仕事を分担する組織で成り立っているように、2つ以上の組織が集まって胃や大腸といった器官を作ります。さらに口腔、食道、小腸、唾液腺、肝臓、胆嚢、膵臓などの器官と一緒に、栄養を消化・吸収して個体の生命活動を維持させるという一つの目的のために協調してはたらく器官系を作っています（消化器系）。

　そして、呼吸器系、泌尿器系、神経系、循環器系などすべての器官系が集まると、統合されて1人の個体として生きることが可能になるのです。

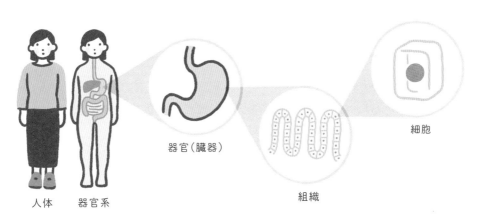

人体　器官系　　器官（臓器）　　組織　　細胞

▶ 解剖生理の理解には生物と化学の知識が必要？

　看護には解剖生理の知識が必須です。しかし、看護学生さんにこのように言うと、「それはわかってはいるけど……」「でも難しくて理解しにくい」という声が聞こえてきます。でも、一見難しいように見えることでも、基礎がしっかりしていると、それが理解の助けになることがあります。九九をしっかり覚えていれば、数桁どうしの掛け算もできるはずです。解剖生理を理解するための基礎になるのが、高校で学んだ生物と化学です。

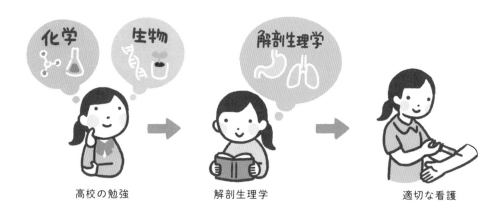

高校の勉強　　　　　　　解剖生理学　　　　　　　適切な看護

▶ 看護の対象である人間、食べ物、薬剤などは化学物質

　生物と化学の知識が解剖生理を理解する助けになると言いました。看護の対象である人間を理解するためには、心理的・社会的な面と同時にからだのしくみやはたらきなどの生物学的な面での理解が必要ですから、生物が必須であることはわかりますね。ではなぜ化学が必要なのでしょうか。

　それはズバリ、**生物が"化学物質"**だからです。
　そして、私たちを取りまく環境もまた化学物質でできています。

食べ物、飲み水、吸って吐く空気
→これらの化学物質は、様々な化学反応をとおして生命活動を支えてくれています。
患者さんに投与される薬剤
→薬剤もまた化学物質で構成されており、使い方によっては毒にもなります。

こう考えていくと、解剖生理の理解の基礎として化学の知識が必要であることも納得がいくことでしょう。生物という化学物質と、そこで起こる化学反応を理解するためには、ある程度化学の基本原則を理解しておくとよいのです。

▶ 人体は何からできているの?

それでは化学物質としての人体を簡単に考えていきましょう。まず、人体は何からできているでしょうか。右表を見てみましょう。

成分	男(%)	女(%)	構成元素
水	60.0	55.0	H、O
たんぱく質	18.0	14.0	H、O、C、N、S
脂質	16.0	26.0	H、O、C
糖質	0.5	0.5	H、O、C
核酸	少量	少量	H、O、C、N、P
灰分	5.5	4.5	Ca、Na、Kなど

成人では体重の半分以上の約60%を水が占めているのです

最も多くを占めているのが水で、次にたんぱく質、そして脂質、糖質と続きます。

男性は女性に比べて筋肉量が多いのでたんぱく質の割合が多くなっています。
また、女性は男性に比べて脂質が多いので、そのぶん水の割合が少なくなっています

▶ 生命は化学反応で支えられている

私たちが食べる食物の大部分は動物と植物ですが、それらも割合こそ違いますが、人間と同様、水、たんぱく質、脂質、糖質などからできています。摂取した生命体は、消化管などで吸収するために消化酵素でより小さい分子に分解されます。吸収され血液に入ったこれらの栄養素を細胞が取り込み、化学反応をとおして生命維持に不可欠なエネルギーを生成したり（異化）、栄養素から生体の一部となる物質を作ります（同化）。

この生命を維持するために必要な化学反応を総称して代謝といいます。
私たちは代謝によって、動物や植物を食べて自らの血肉にしているのです。

次に、さらにミクロの元素レベルまで人体の構成要素を分解してみましょう。

人体を構成する物質

酸素(O)(65.0%)、炭素(C)(18.5%)、水素(H)(9.5%)、窒素(N)(3.2%)
→これら4つを合わせると全体の約96%になります。残りの4%は、カルシウム(Ca)、リン(P)、カリウム(K)などの元素が占めています。

▶ 生体のエネルギー生成

　主にエネルギー源となる栄養素は、糖質、脂質、たんぱく質の３種類です（三大栄養素）。これらは分解されると、次のような物質になります。

三大栄養素の分解物質
糖質　　　→　グルコース
脂質　　　→　脂肪酸
たんぱく質　→　アミノ酸

　糖質、とりわけグルコースは細胞のエネルギー源としては最も使いやすい現金のようなもので、炭素原子６個、水素原子12個、酸素原子６個で構成されています。化学式では$C_6H_{12}O_6$と表されます。グルコースがエネルギーを産生するのには複雑な過程を経ますが、化学式で簡潔に表すと……

$$C_6H_{12}O_6 + 6O_2　⇒　6CO_2 + 6H_2O + エネルギー$$

となります。難しく感じるかもしれませんが、一つ一つひも解いてみましょう。

炭素（C）　→　体内で燃焼して二酸化炭素（CO_2）を生み出し、呼吸器から排出されます。
水素（H）　→　酸素と結合し、水（H_2O）とエネルギーを生成します。
酸素（O）　→　水素と結合し、水（H_2O）を生成します。

糖質は酸素原子を多くもっていて、外部から酸素が供給されなくてもエネルギーをつくることができます

　一方、ほとんど炭素と水素だけでできている脂肪は、呼吸で酸素をたくさん取り入れないと燃焼しエネルギーをつくることができません。ですから、はじめから酸素をたくさんもっている糖質は最も使いやすいエネルギー源なのです。

脂肪を燃やすために有酸素運動が効果的なのは、脂肪燃焼に十分な酸素が必要だからなんですね

column

ゴミの分別処理？　エネルギー生成後の残りカス

　グルコースの例では、水素が燃焼することで残りカスの炭素が二酸化炭素として、呼吸によって体外に排出されます。一方、窒素を含むたんぱく質を燃焼するとアンモニアや尿素という物質になります。これは気体になれないので、尿に溶かして排出しています。物によって捨て方を変えるのは、人間社会でのゴミの分別のようですね。

練 習 問 題

ここまでに学んだ内容を思い出しながら、練習問題を解いてみましょう。

○ × 問 題

❶ ヒトのからだは約37億個の細胞からできている。　　　　　　　　　　[　　　]

❷ 組織が生命の最小単位である。　　　　　　　　　　　　　　　　　　[　　　]

❸ 組織は同じ形とはたらきを持つ細胞が集まったものである。　　　　　[　　　]

❹ 2つ以上の組織が集まって器官系を作る。　　　　　　　　　　　　　[　　　]

❺ ヒトのからだの構成成分で最も多いのはたんぱく質である。　　　　　[　　　]

❻ 女性の水分量は男性より少ない。　　　　　　　　　　　　　　　　　[　　　]

❼ たんぱく質には窒素が含まれている。　　　　　　　　　　　　　　　[　　　]

❽ 脂質には炭素が含まれている。　　　　　　　　　　　　　　　　　　[　　　]

❾ 糖質には酸素が含まれている。　　　　　　　　　　　　　　　　　　[　　　]

❿ 細胞が最も使いやすい燃料はたんぱく質である。　　　　　　　　　　[　　　]

選 択 問 題

1 人体を構成する要素が小さい順に正しく並んでいるのはどれか。

❶ 細胞→器官→器官系→組織

❷ 細胞→器官→組織→器官系

❸ 細胞→組織→器官→器官系

❹ 細胞→組織→器官系→器官

[　　　]

2 人体の構成要素で窒素を含むのはどれか。

❶ 水

❷ たんぱく質

❸ 脂質

❹ 糖質

[　　　]

3 人体の構成元素でエネルギーを作り出すのはどれか。

❶ 水素

❷ 酸素

❸ 炭素

❹ 窒素

[　　　]

Introduction

▶ 循環器系は物流システムの要

■人間社会では、宅配車は行きにたくさんの荷物を積み込み、配達し終えると帰りの荷台は空っぽです。反対に、ゴミ収集車の荷台は行きは空っぽですが、帰りはゴミでいっぱいになります。

■一方、体内では血液が消化器で栄養を、肺で酸素を積み込んで全身の組織に供給すると、引き換えに帰りは細胞から出された老廃物を積んで、それらを腎臓や肺などのゴミ排出場まで輸送します。人間社会の宅配車とゴミ収集車は、行きか帰りのどちらか片方が空っぽなので無駄がありますが、血液は行きも帰りも荷物を積み、効率よく物質を運んでいます。

■このように、心臓のポンプ機能によって送り出された血液が生命維持に必要な物質を効率よく運びながら全身の血管を循環しているので、血管と心臓を合わせて循環器系といいます。

循環とは、「ひとまわりして、また元の場所あるいは状態にかえり、それを繰り返すこと」です。血液も心臓から出て、全身をひとまわりして、また心臓に戻ります。まるで遊園地の流れるプールのようです。プールの水はポンプで流れを起こしており、血液も心臓がポンプとしてはたらくことで血管内を流れています

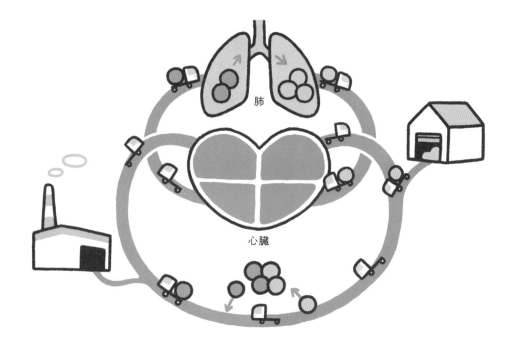

肺

心臓

◢ 心臓はこんな構造

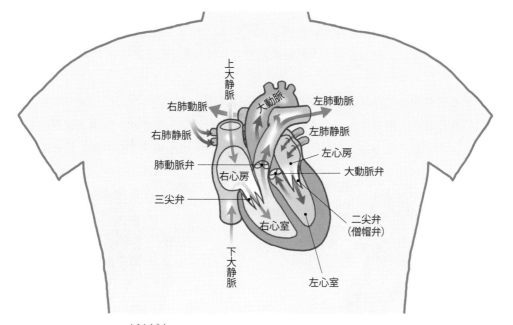

上大静脈
右肺動脈
右肺静脈
肺動脈弁
右心房
三尖弁
右心室
下大静脈
大動脈
左肺動脈
左肺静脈
左心房
大動脈弁
二尖弁
（僧帽弁）
左心室

　心臓は左右の肺の間、横隔膜（おうかくまく）の上にあります。円錐形をしており、大きさはそのヒトの握りこぶし大で重量は大人で約300gです。心臓の内部は右心房、右心室、左心房、左心室の4つの部屋に分かれています。また、トラック（血液）が逆走しないように、それぞれの部屋の出口には逆流防止弁があり、血液は一定方向にしか流れないようになっています。心房の出口には房室弁があり、心室からの逆流を、心室の出口には動脈弁があり、動脈からの逆流を防止します。

◢「トッ・クン」という音の正体

　房室弁と動脈弁は血液が心房や心室から出るときに開き、逆流しそうなときに閉まります。弁が閉まると、逆流しようとしていた血液が弁により行く手を阻まれ血流が乱れます。この血流の乱れよって音が生じ、聴診器を使うと房室弁と動脈弁のそれぞれが閉まるときに「トッ・クン」と2つの音を聴取することができます。これらの音を心音とよびます。

---

column

心筋は自動的に動く

　脳梗塞や脊髄損傷などで神経を損傷すると、脳からの指令が伝達できなくなり運動麻痺になることがあります。しかし、心筋は神経支配がなくても自動的に収縮を繰り返すことができるので、神経の損傷で心臓が止まることはありません。また、夜、眠って意識がなくなっても心臓は自動的に動いています。これを心臓の自動能といいます。ただ、心筋の収縮力や頻度（心拍数）の増減には自律神経系による調節が必要です。

▶ 肺循環と体循環で一つの循環系をつくる

全身に酸素を届けて老廃物を集め、心臓に戻ってきた血液を**静脈血**といいます。
心臓から送り出され、酸素と栄養を細胞に届ける血液を**動脈血**といいます。

肺循環＝右心房に戻ってきた静脈血が右心室から肺に送り出され、肺でガス交換されて動脈血になり、左心房に戻ってくる経路

体循環＝肺循環で左心房に戻ってきた動脈血が全身に送り出され、酸素と栄養素を届けた後、老廃物を集めて右心房に戻ってくる経路

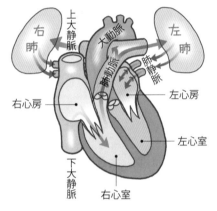

心房が血液を心室へ移送するために収縮した後の復元力で、血液は心房に吸引される＝スポイトを押し出した後の復元力で液体を吸い上げるのと同じ原理

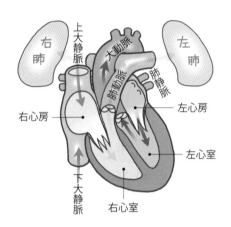

左心室は全身に血液を拍出するためのポンプとして強い力が必要＝右心室に比べ筋肉が厚くなっている

肺循環と体循環はそれぞれが独立しているのではなく、両者は連続してつながっており、心臓を中心とした大きな一つの循環系を形成しています。ですから左右の心室が収縮したときに拍出される血液量は左右で同じなのです。

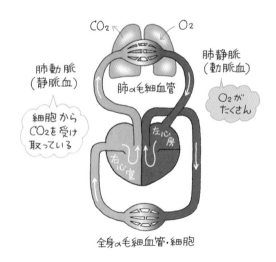

全身α毛細血管・細胞

▶ 血管はそれぞれの役割を果たしている

　血液が全身の細胞に必要なものを届け不要物を回収するために、からだの隅々にまで血管が張り巡らされています。トラックが速く走る広い道路やゆっくり走る狭い道路があるように、血管にも血液が速く流れる太い血管、ゆっくり流れる細い血管があります。広い道路（血管）があるのは目的地まで速く移動するため、細い道路（血管）があるのは目的地でゆっくり荷物の積み下ろし（物質交換）をするためです。このように、血管にはそれぞれの役割があり、単なる血液の「通り道」でないことがわかります。

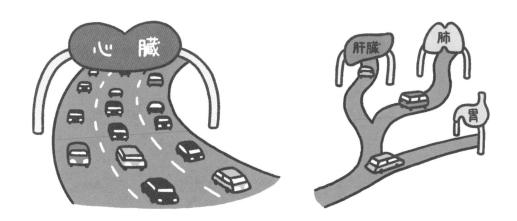

ヒトの全身の血管を一本につなげると約9万kmもあり、これは地球を2周以上もする長さです

▶ 血管の構造の違いが脈拍を生み出す

　心臓の収縮により送り出される血液に押されて動脈が拡張して膨れるのは、血管のもつ弾力性によるものです。そして、血管内の血液はこの膨れた血管が元に戻ろうとする弾力でその先へ送り出されていきます。この動脈壁の拡張とその戻りは波状に末梢の動脈に伝わっていくので、体表近くを走る動脈は指で触れることができます。これが脈拍です。

▶ 血液を全身に送る力：血圧

　トラックがガソリンで道路を走ることで物を運んでくれるように、血液は心臓のポンプ機能によってもたらされる圧力、つまり血圧で全身の血管をくまなく流れることができます。ですから、心臓に近い太い動脈（上腕の動脈）で血圧を測ると、心臓の拍動に同期して変動します。心臓が収縮して血液を拍出するときに最も高く、拡張するときに最も低くなり、それぞれ収縮期血圧（最高血圧）、拡張期血圧（最低血圧）といいます。

　また、心臓が送り出す血液量、言い換えると心拍出量が多ければ大きな力が必要となって血圧が高くなり、逆に出血多量で血液量（心拍出量）が減ると血圧は下がります。さらに、血圧は血液が流れる血管の幅にも影響されます。血管が収縮して狭くなると血液が流れる際の抵抗、流れにくさが大きくなり、血液を流すための血圧は高くなり、逆に血管が広がると血圧は低くなります。

　血液量が増えると血圧が高くなるのは、道路を走る車の台数が増えて渋滞することと同じで、血管が狭くなって血圧が高くなるのは、道路の幅が狭くなって渋滞するのと同じです。

　出血多量で血液量が減って、血圧が低下すると全身の細胞に酸素と栄養素が届けられなくなり、脳や心臓といった重要臓器のはたらきに支障をきたします。急激に生命の危機に至る状態を医療の現場では「ショック」と呼んでおり、すぐに血圧を上げる薬の投与などの処置が行われます。

　一方、塩分を摂りすぎると血圧が上がる、とよく聞くと思います。摂取した塩分はほかの栄養素と一緒に吸収され血液に入ります。すると、血液の塩分濃度が高くなるので、喉の渇きを感じて水を飲み、飲んだ水は血液を薄めるために血管に入り血液量が増え、血圧が上がるのです。また、急に寒いところへいくとからだの中の熱を逃がさないように皮膚の血管が収縮するので、血圧が上がります。

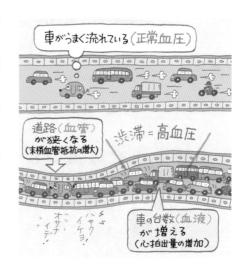

高血圧はなぜ怖いのか？

　血圧が低いとめまい、立ちくらみといった症状がありますが、血圧が高くてもこれといった自覚症状がないので放っておく人もいます。しかし、交通量が多い道路は車の重さが道路に重くのしかかると傷んでくるように、血管に持続的に高い圧力がかると内壁が傷ついてザラつき、そこへコレステロールなどの脂肪が付着してドロドロの塊を作り、血管の内側が狭くなってしまいます。狭くなったところに赤血球などの血液細胞がひっかかって血栓を作り、血管を塞いでしまうとその先の細胞は死んでしまいます。これが心臓の血管なら心筋梗塞、脳の血管なら脳梗塞になってしまうのです。

練 習 問 題

ここまでに学んだ内容を思い出しながら、練習問題を解いてみましょう。

○ ✕ 問 題

❶ 心臓は横隔膜の下にある。　　　　　　　　　　　　　　　　　[　　　　]

❷ 心臓の重さは大人で約300gである。　　　　　　　　　　　[　　　　]

❸ 全身を巡った血液は心臓の右心房に戻る。　　　　　　　　　[　　　　]

❹ 肺動脈には静脈血が流れている。　　　　　　　　　　　　　[　　　　]

❺ 静脈血は、老廃物を運ぶ血液である。　　　　　　　　　　　[　　　　]

❻ 血圧は、心臓が収縮しているときが最も低い。　　　　　　　[　　　　]

❼ 心音は心臓の弁が開くときに生じる。　　　　　　　　　　　[　　　　]

❽ 動脈はゴム管のように伸び縮みする性質がある。　　　　　　[　　　　]

❾ ショック状態では血圧の低下を伴う。　　　　　　　　　　　[　　　　]

❿ 塩分を摂りすぎると低血圧になる。　　　　　　　　　　　　[　　　　]

選 択 問 題

1 心臓の中で仕事量が最も大きいのはどれか。

❶ 右心房

❷ 右心室

❸ 左心房

❹ 左心室

[　　　　]

2 細胞との間で物質交換するのはどこか。

❶ 大動脈

❷ 細動脈

❸ 毛細血管

❹ 静脈

[　　　　]

3 動脈血が流れているのはどれか。

❶ 肺動脈

❷ 肺静脈

❸ 右心房

❹ 右心室

[　　　　]

Introduction

▶ 酸 素 と 二 酸 化 炭 素 の 運 搬 業 者

- ヒトは水があれば食物がなくても 2 〜 3 週間生きることができますが、酸素がなければ数分で死んでしまいます。それは、栄養素は蓄えることができますが、陸上で生活するヒトは酸素を蓄えることができない、言い換えると蓄える必要がないからです。呼吸器系は、24 時間休まず酸素を取り込み二酸化炭素を排出する役割を担っています。

- ガソリン車では、ガソリンと空気を混ぜた混合ガスを燃やすことで、その威力を回転する力に変えて車を走らせます。燃やしたあとの排気ガスが排気管（マフラー）から出てきます。ガソリンは有機物が化石化した化石燃料ですから、酸素で燃やして発生する排気ガスの大部分は二酸化炭素と水です。ヒトも食事から取り込んだ有機物を酸素で燃やして発生したエネルギーで動き、燃焼ガスとして二酸化炭素を出します。

呼吸の「呼」は二酸化炭素を体外に排出するために息を吐くことであり、「吸」は酸素を体内に摂取するために息を吸うことです。呼吸は、酸素を取り込むためだけでなく、二酸化炭素を吐き出すというのも大事なはたらきです

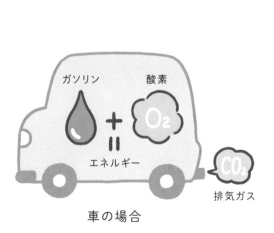

二酸化炭素

ガソリン　　　酸素

エネルギー

排気ガス

車の場合

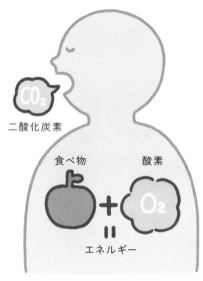

食べ物　　　酸素

エネルギー

人の場合

▶ 肺や気道はこんな構造

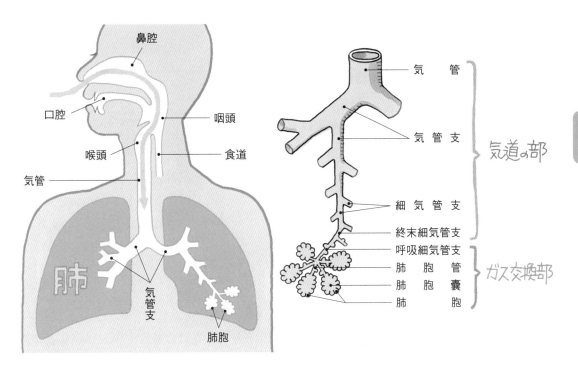

▶ 呼吸器系は空気の通り道とガス交換器からなる

　呼吸器系は大きく、空気の通り道である気道と、ガス交換器である肺胞、の2つに分けられます。

　気道を構成する器官は、鼻腔、咽頭、喉頭、気管、気管支とその枝です。肺胞が無数に集まって肺を構成しています。細胞は生命活動を営むために、血液から酸素を取り込んで二酸化炭素を捨てる「ガス交換」を行っており、そのガス交換は肺胞で行われています。

> **column**
>
> ### 気道は空気清浄機能を搭載したエアコン
>
> 　外気の入口である鼻腔の表面はその粘膜の下に静脈が密に走っていて、空気がここを通る間に温められます。また、粘膜から分泌される粘液によって空気は加湿されます。さらに、粘液は外気と一緒に入ってくるチリやホコリを付着させて外気を浄化してくれます。

▶ 呼吸は循環器系との共同作業が不可欠

呼吸と循環の流れは、次のようになります。

❶ 換気：外気と肺胞内の空気の交換

❷ 外呼吸：肺胞とその周囲の毛細血管との間での
ガス交換

❸ ガスの運搬：酸素と二酸化炭素が血流に乗って
末梢の細胞に運ばれる

❹ 内呼吸：細胞と血液との間でのガス交換

このように呼吸器系の仕事には循環器系の協力が
不可欠です。

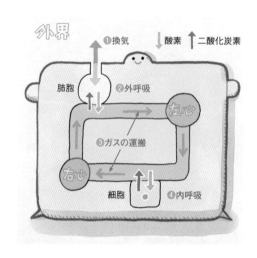

▶ ガス交換の原理は"拡散"

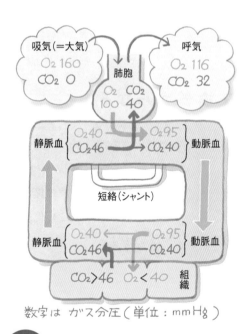

数字は ガス分圧（単位：mmHg）

　"拡散"とは、物質の濃度や圧力、熱などが高いほうから低いほうへ自然に流れる現象をいいます。呼吸において、酸素の圧力は肺胞のほうが高く、二酸化炭素の圧力は血液のほうが高いので、外呼吸のガス交換には何のエネルギーもいりません。それぞれのガスの圧力の差で移動する拡散の原理に従っているだけなのです。しかし、肺炎などで肺胞の炎症が起きると、けがをすると傷口が腫れるように、肺胞壁が厚くなって酸素の拡散能力が低下し、血液中に移動できる酸素も減ります。

column
なぜ二酸化炭素を吐くのか？

　呼吸の「呼」はゴミである二酸化炭素を吐き出すことです。からだの中のゴミである二酸化炭素が血液（体液）に一定量以上溜まると、生命は危険にさらされます。それは、二酸化炭素は水と反応して炭酸になり、陽イオンの水素イオンと陰イオンの重炭酸イオンに解離し、この水素イオンが体液を酸性にしてしまうからです。細胞は血液が酸性に傾くと生きていけなくなるのです。

▶ 血液による酸素の運搬

　酸素はほとんど水に溶けないので肺胞から移動してきた酸素のほとんどは、赤血球内のヘモグロビンという物質と結合し、「酸素化ヘモグロビン」となって運ばれます。

> ヘモグロビンはヘムとグロビンという物質で構成されています。ヘムには鉄が含まれていて、酸素はこの鉄に結合するのです

　ヘムの鉄に酸素が結合すると赤血球は鮮紅色を呈し、これが多い血液が動脈血です。一方、酸素が結合していないヘモグロビンは「脱酸素化ヘモグロビン」といいます。暗赤色で、これが多い血液が静脈血です。酸素が付く・付かないで鉄の色が変わるのです。

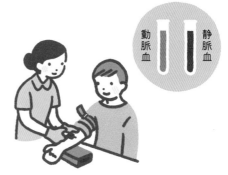

採血で抜くのは静脈血

▶ 血液による二酸化炭素の運搬

　組織での代謝活動により生じた二酸化炭素は血液内に拡散し、溶け出します。といっても酸素と同じようにあまり水に溶けません。そこで、このうち、70～80％は赤血球の中で水と結合し、炭酸になります。その後、さらに細かい分子になり一度赤血球の外に出て、血液内を運搬されます。しかし、肺から体外へ排出されるためにはもう一度二酸化炭素に戻らなければなりません。そのため、また赤血球内に入って炭酸に戻り、水と二酸化炭素に分解されて、二酸化炭素だけが血液から肺胞へ拡散していきます。

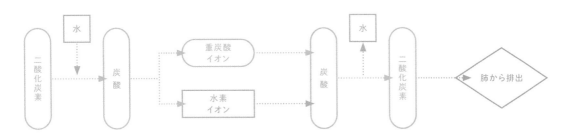

▶ 呼吸は筋肉運動

　肺は胸郭という肋骨や胸骨、肋骨を支える胸椎、そしてこれらの間に張り巡らされた筋肉でできたかごのようなものに守られています。この筋肉が収縮したり弛緩したりする筋肉運動で、呼吸は成り立っています。

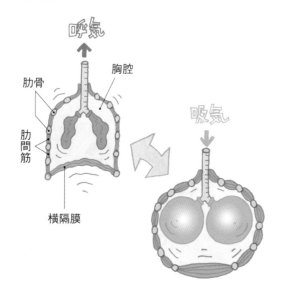

呼気：胸郭の呼吸筋が弛緩
→筋肉が引っ張るのをやめると、風船が
　しぼむように肺が元の大きさに戻る

吸気：胸郭の呼吸筋が収縮
→肺が外側から引っ張られて空気が中に
　入ってくる

▶ 眠っている間も無意識に呼吸できるのはなぜ？

　前述のとおり、呼吸運動は呼吸筋である横隔膜と肋間筋の収縮と弛緩によるものです。これらの筋肉は自分の意思でコントロールできる骨格筋なので、意識的に息を遅くしたり早くしたりできます。しかし、自分で意識しなくても、たとえば睡眠中でも絶えず呼吸は続けられます。それは、脳にある呼吸中枢から呼吸筋に、絶えず呼吸するように指令が出ているからです。血液中の酸素と二酸化炭素の量は常にちょうどよいバランスになっているよう体内で監視されており、絶えずその情報が脳に送られ、それをもとに脳が呼吸指令を出しています。

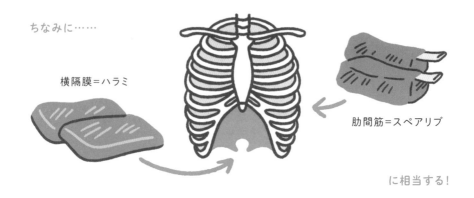

ちなみに……

横隔膜＝ハラミ

肋間筋＝スペアリブ

に相当する！

練 習 問 題

ここまでに学んだ内容を思い出しながら、練習問題を解いてみましょう。

○ × 問 題

❶ 酸素はエネルギーを作るために必要である。　　　　　　　　　[　　　]

❷ 息を吐くのは余分な酸素を排出するためである。　　　　　　　[　　　]

❸ ホコリを吸い込んでも気道で取り除かれる。　　　　　　　　　[　　　]

❹ 吸い込んだ冷たい空気は肺で温められる。　　　　　　　　　　[　　　]

❺ 肺胞と血液との間のガス交換にはエネルギーが必要である。　　[　　　]

❻ 血液と細胞との間のガス交換にはエネルギーは不要である。　　[　　　]

❼ 酸素は主に赤血球内のヘモグロビンと結合して運ばれる。　　　[　　　]

❽ 酸素の運搬には銅が重要である。　　　　　　　　　　　　　　[　　　]

❾ 呼吸筋が弛緩すると空気が肺に入る。　　　　　　　　　　　　[　　　]

❿ 血液中の酸素量は常時監視されている。　　　　　　　　　　　[　　　]

選 択 問 題

1 鼻腔から吸った空気が肺までたどる順序で正しいのはどれか。

❶ 鼻腔 → 咽頭 → 喉頭 → 気管支 → 気管 → 肺

❷ 鼻腔 → 咽頭 → 喉頭 → 気管 → 気管支 → 肺

❸ 鼻腔 → 喉頭 → 咽頭 → 気管 → 気管支 → 肺

❹ 鼻腔 → 喉頭 → 咽頭 → 気管支 → 気管 → 肺

[　　　]

2 気道の役割はどれか。

❶ ガス交換

❷ 吸気の除菌

❸ 吸気の冷却

❹ 吸気の除湿

[　　　]

3 睡眠中に呼吸指令を出しているのはどこか。

❶ 心臓

❷ 血管

❸ 肺

❹ 脳

[　　　]

第 4 章

排泄のしくみ（泌尿器系）

Introduction

▶ 体内のゴミ処理のしくみ

● ゴミを燃えるものと燃えないもので分別・処理するように、体内で生じる老廃物も分別して体外へ捨てられています。

● たとえば、糖質や中性脂肪が燃焼して生成されるのは二酸化炭素と水だけで、老廃物である二酸化炭素は気体となって肺から排出されます。一方、たんぱく質や核酸は窒素を含むので燃焼されると尿素や尿酸になりますが、これらの物質は気体になれないので、体液に溶かして尿として排出するしかありません。そこで登場するのが腎臓です。

● 毎日少しずつ出てくるゴミは家の中に保管し、ゴミ収集車が回収する曜日に出しますね。腎臓でも同様で、24時間絶え間なく作られた尿は一時膀胱に溜められ、ある程度の量になると排尿されるのです。

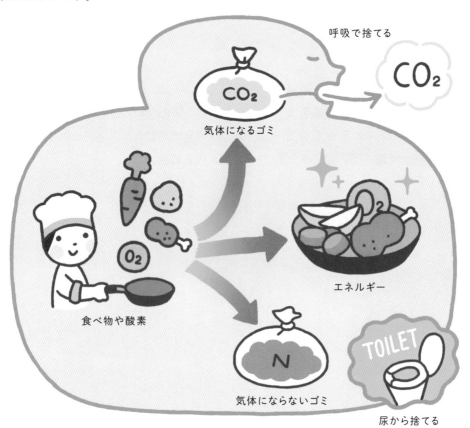

呼吸で捨てる

CO_2

気体になるゴミ

エネルギー

食べ物や酸素

N

気体にならないゴミ

TOILET

尿から捨てる

▶ 腎臓や膀胱、尿路はこんな構造

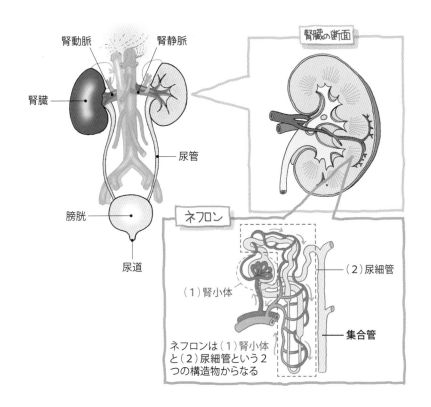

腎動脈　腎静脈

腎臓

尿管

膀胱

尿道

腎臓の断面

ネフロン

（1）腎小体

（2）尿細管

集合管

ネフロンは（1）腎小体と（2）尿細管という2つの構造物からなる

▶ 泌尿器系は尿を生成する腎臓と、尿を排出する管からなる

　腎臓は尿を生成し分泌するので泌尿器ともよばれます。そのほかに、腎臓が生成した尿を一時的に溜めておく貯蔵庫の**膀胱**と、腎臓から膀胱へ尿を送る**尿管**、膀胱から体外へ尿を送る**尿道**があり、これらを合わせて泌尿器系といいます。

　腎臓は血液の老廃物を尿に変えるはたらきをしています。血液に老廃物が溜まると正常な生体機能に支障をきたすので、確実に除去できるよう腎臓には多くの血液が送り込まれます。

具体的には、1分ごとに約1200mL（500mLペットボトル約2.5本分）もの血液が腎臓に流れています。これは心臓が送り出す血液の20〜25%の量になります

▶ 腎臓はネフロンの集合体

　ネフロンは毛細血管の塊（腎小体）と尿細管からなり、左右それぞれの腎臓に約100万個あります。老廃物を含んだ血液は、ネフロン内の長い道のりを通りながら様々な作用を受けて段々とスリム化され、いらないものを含む尿へと変身を遂げていきます。

▶ 急がば回れ：安全第一に尿を作る

　尿の生成は、まず腎臓に流れ込む血液の濾過から始まります。血液は毛細血管（腎小体）から、尿細管の末端がグローブのように膨らみ、毛細血管を包み込んでいるボーマン嚢へ濾過されます。濾過液は原尿とよばれ、血液中の血球と大きなたんぱく質以外のすべてが含まれています。次に、原尿が尿細管を流れる間に、水分や栄養素、電解質など、からだに必要なものは再吸収され血液に戻し、血液に残っている不要物は分泌され、濾過された老廃物とともに尿中に排出されます。

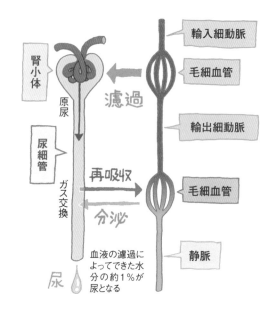

輸入細動脈

毛細血管

腎小体

原尿

濾過

輸出細動脈

尿細管

ガス交換

再吸収

毛細血管

分泌

血液の濾過によってできた水分の約1％が尿となる

静脈

尿

　老廃物はともかく、必要な栄養素や電解質までいったん捨ててから拾いなおすという作業は、二度手間のように思えます。はじめからゴミだけを選んで捨てればいいのではないかと思うでしょう。しかし、老廃物と栄養素を区別するのは難しいのです。もし老廃物を見つけられず捨て損ねてしまうと、血液中に老廃物が溜まり尿毒症という状態になって非常に危険です。腎臓は万全を期すため、急がば回れの精神で安全にゴミ処理を行っているのです。

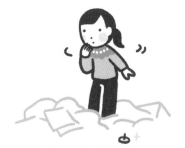

部屋が散らかっていると
どこに危ない物が落ちているかわからない

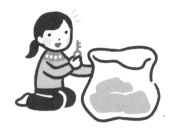

一度全部捨てて整理すれば
必要なものが安全に取り出せる

column

再吸収にも限度がある

　消化器系ががんばって消化・吸収した栄養素も腎小体で濾過されてしまいますが、尿細管はこれらを漏らさず血液に戻しています。でも、何事にも限度があります。血糖が上昇すると濾過されるグルコースも増え、再吸収能力を超えてしまうと、尿中にグルコースが出てきてしまいます。これを糖尿とよびます。

▶ 腎臓のはたらきはゴミ捨てだけではない

　尿は体内のゴミを水に溶かしたもので、もともとは血液の一部でした。ある一定量のゴミを捨てるとき、血液量が少ないときは水分を節約し濃い尿を作り、血液量が多いときは水分をたくさん使い薄い尿を作ります。このように腎臓は尿の濃度を調整しながら血液量の調整もしています。

▶ 腎臓は任務遂行のために自らSOSを出す

　腎臓が老廃物を排出するはたらきは、血液が腎臓に流れ込み、腎小体で濾過されなければ始まりません。濾過させる力は血圧なので、血圧が低下すると濾過量も減少して腎臓は血液浄化機能を発揮することができなくなり、血液に老廃物が溜まります。

　そこで、血圧が低下して腎臓に流入する血液量が減ると、腎臓はホルモンを分泌して血圧の上昇を促します。腎臓から分泌されるホルモンはほかにもあり、赤血球生成を促したり（エリスロポエチン）、カルシウムの吸収を助けたり（ビタミンD）、様々なはたらきをしています。

尿生成という腎機能は血圧が維持されてこそ、遂行できる
腎自身で血圧低下を検出し、血圧上昇反応の引き金を引く

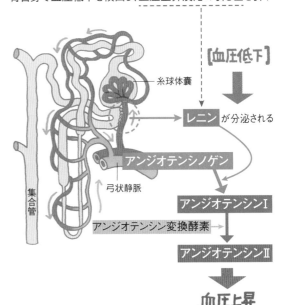

糸球体嚢

集合管

弓状静脈

[血圧低下]

レニンが分泌される

アンジオテンシノゲン

アンジオテンシンI

アンジオテンシン変換酵素

アンジオテンシンII

血圧上昇

---

column

尿 の 特 徴

　尿は淡黄色、あるいは黄褐色の澄んだ液体です。黄色のもとはウロビリンという物質で、赤血球のヘモグロビンのヘムが分解されてできたものです。発汗量や水分摂取量により1日の尿量は1000〜1500mLの間で変化します。また、pHは4〜8の間で大きく変化しますが、たいていは6前後の弱酸性になっています。これは、血液のpHを適切な範囲で維持するために、過剰なH^+イオンや尿酸など酸性の代謝産物を尿中に排泄しているからです。

▶ 腎臓から体外へ出るまでの旅

　もし尿管の先端が直接からだの外につながっていると、尿が絶えず垂れ流されている状態となります。これでは社会生活を営むうえでも、衛生的にも問題が生じますので、尿を一時貯蔵庫である膀胱に溜めておき、ある程度溜まったところで、適当なときにまとめて出すのです。膀胱は流入する尿の量に応じて、風船のようにある程度までは膨らみます。そして膀胱に溜められた尿は尿道を通って体外に排出されますが、尿道には輪状の括約筋という筋肉があり、ふだんは巾着のヒモのように収縮していて、中に溜められた尿がだらだらと体表に出ないようになっています。

▶ 排尿反射

　尿道にある括約筋には、膀胱と尿道のつなぎ目にある内尿道括約筋、さらにその外側にある外尿道括約筋があります。ふだんは大脳とは関係なく自律神経の交感神経が膀胱を弛緩させ、内尿道括約筋を収縮させており、膀胱にある程度の尿を溜めることができます。これを蓄尿といいます。

　膀胱に200mL程度の尿が溜まると膀胱壁が引き伸ばされ、その情報が脊髄にある排尿反射中枢に送られると、今度は副交感神経が反射的に膀胱を収縮させて内尿道括約筋を弛緩させるので尿が出ます。これを排尿反射といいます。

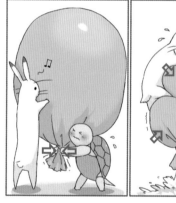

【蓄尿時】　　　【排尿時】

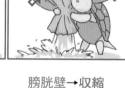

膀胱壁→弛緩　　　膀胱壁→収縮
尿道括約筋→収縮　尿道括約筋→弛緩

　その情報は大脳へも送られ、尿意として認識されますが、排尿の準備が整っていない場合は自分の意思で外尿道括約筋を収縮させて排尿を抑制します。尿が溜まって尿意を感じてもトイレに行く前にすぐに尿が出てしまうことがないのはこのためです。しかし、乳児はまだその信号を尿意として認識できず、尿がある程度溜まると自動的に排尿反射が起きて尿が出てしまうので、おむつが必要なのです。

看護の基礎が身につく学習マガジン

Clinical Study

［クリニカルスタディ］

活用ガイド

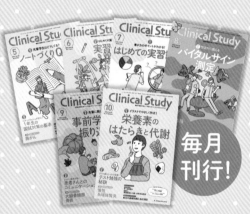

毎月刊行！

※画像は2024年度のものです

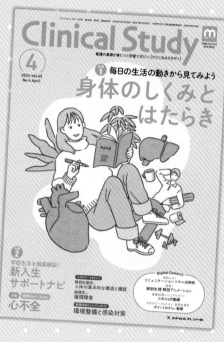

おススメ ポイント

1 つまずきがちな基礎学習をカバー

2 イラスト豊富な誌面でわかりやすい！

3 デジタルコンテンツでさらに学びが深まる

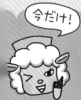

今だけ！

Webで見られる **無料体験版** をお届け！

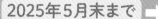

2025年5月末まで ➡

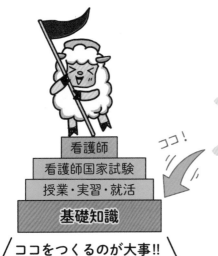

看護の土台となる
1年生で学ぶ基礎知識を
Clinical Study
で身につけよう!!

看護師
看護師国家試験
授業・実習・就活
基礎知識

ココ!

＼ ココをつくるのが大事!! ／

連載 基礎的なドリルから看護技術、国試に向けた勉強など、1年生から押さえ
ておきたい知識が学べます

※内容・タイトル等は変更になることがあります

▶ 看護技術 ビジュアルガイド

基礎看護技術を取り上げています。毎月1つの
看護技術の手順や注意点を、写真やイラストたっ
ぷりでお届けします。付属動画も大人気です!

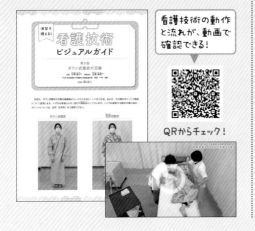

看護技術の動作
と流れが、動画で
確認できる!

QRからチェック!

▶ 3STEPで学ぶ 疾患 Basic Study
ベーシック スタディ

実習で出合うことの多い病気や、国試に出題さ
れやすい病気を、事例をもとに3STEPで解説し
ます。身体の変化や必要な看護をイメージしな
がら読むことで、実習の予習に役立ちます。

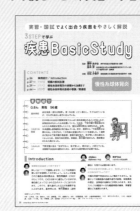

STEP1
身体のしくみ

STEP2
病気のしくみ・
治療

STEP3
患者さんへの
看護

学習進度に合わせた旬な話題をピックアップ！

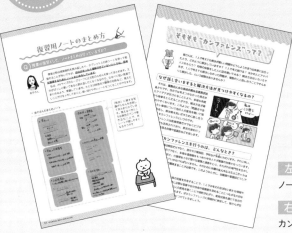

毎号2つのトピックスを
取り上げているから、
授業や実習、学校生活
など幅広いお悩みを
特集でカバーできるよ！

左：特集1
ノートづくりQ&A（2024年5月号）

右：特集2
カンファレンスお悩み解消術（2024年7月号）

今月のワーク&テスト

解剖生理学&基礎医学（病理学、薬理学、
微生物学）

穴埋めワークで、予習・復習に活用できます。
最後に実力チェックテストで、知識の応用がで
きるか確認できます。

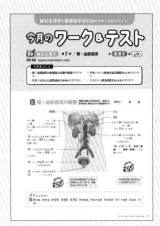

国試
PERFECT STAGE
（パーフェクト　ステージ）

「今月のワーク&テスト」で学んだ領域が、看
護師国家試験でどのように出題されているか
をチェックできます。押さえておくべきポイント
をていねいに解説しています！

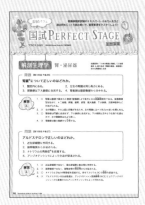

Clinical Study を読むなら、定期購読がおススメ！

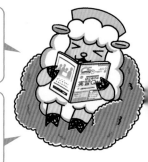

毎月、手元に雑誌が届くから刺激になる！

「授業についていけない……」「実習準備ができていない……」なんて人も定期購読を利用すれば、「届いたから、勉強しよう！」「読もう！」という習慣を身につけられます！

年間定期購読を申し込むと電子版も読める！

2025年6月末までに、2025年度分の年間定期購読をお申し込みいただいた皆さまには、電子版『Clinical Study』をプレゼント！ PC や iPhone でいつでもどこでも予習・復習ができます！

年間定期購読ご注文方法

1 書店へ注文　下記「注文書」に必要事項をご記入のうえ、お近くの書店へお渡しください。

2 当社へ直接ご注文（送料は当社負担）
● 下記A〜Dのいずれかの方法でご注文ください。

A インターネット

B FAX
下面の注文書に必要事項をご記入のうえ送信してください。
マーケティング部　FAX：03-3261-6602

C お電話
マーケティング部　TEL：03-3263-7666

D E-mail
マーケティング部　sales@medical-friend.co.jp
[希望書名・冊数・住所・氏名(フリガナ)・電話番号]を明記してください。
※ドメイン「@medical-friend.co.jp」からのメール受信許可設定をしてください。

※できるだけ書店を通じてご注文ください。

年間定期購読料

● 定価
● 通常号のみ：13,200円（本体12,000円＋税10%）
● 増刊号含む：16,500円（本体15,000円＋税10%）
通常号 年間12冊
[各号定価：1,100円（本体1,000円＋税10%）]
臨時増刊号 年間2冊（5月・11月）
[各号定価：1,650円（本体1,500円＋税10%）]

ご注文後の流れ

〈お支払い方法〉
● 郵便振替
● 銀行振込
（振り込み手数料はお客様のご負担となりますので、あらかじめご了承ください）
● 購読料金は前払い制です。
● 郵便振替の場合は当社より郵便払込取扱票をお送りします。
● ご入金確認後、商品を発送いたします。
※定価改定の際は、差額分を別途ご請求いたしますのであらかじめご了承ください。

- - - - Clinical Study 注文書 - - - -

年　　　月　　　日

書店様記入欄	年間定期購読		
	Clinical Study 2025年4月号より年間定期購読します	通常号のみ ☐	定価13,200円（本体12,000円＋税10%）
		増刊号含む ☐	定価16,500円（本体15,000円＋税10%）
	お名前	電話番号	
	住所 〒		
	E-mail		

ご記入いただいた個人情報は、お支払等の確認および当社の商品情報のお知らせのために使用し、その他の目的での使用はいたしません。
また、内容に変更が生じた場合は、お手数ですが当社マーケティング部までご連絡をお願いいたします。

株式会社 メヂカルフレンド社
https://www.medical-friend.jp

マーケティング部
TEL：03-3263-7666　FAX：03-3261-6602

〒102-0073 東京都千代田区九段北 3-2-4
mail：sales@medical-friend.co.jp

練 習 問 題

ここまでに学んだ内容を思い出しながら、練習問題を解いてみましょう。

○ × 問 題

❶ 尿は呼吸で捨てられない老廃物のゴミ袋である。　　　　　　　　　[　　　]

❷ 1日の尿は数回に分けて作られる。　　　　　　　　　　　　　　　[　　　]

❸ 尿細管で血液が濾過される。　　　　　　　　　　　　　　　　　　[　　　]

❹ 濾過された物質を血管に戻すことを分泌という。　　　　　　　　　[　　　]

❺ 濾過された水分のうち尿になるのは約1％である。　　　　　　　　[　　　]

❻ 腎臓は血液の温度を調節している。　　　　　　　　　　　　　　　[　　　]

❼ 血液量が減ると血圧は下がる。　　　　　　　　　　　　　　　　　[　　　]

❽ 腎臓は赤血球の生成を促す役割もある。　　　　　　　　　　　　　[　　　]

❾ 尿道括約筋が弛緩すると尿が排出される。　　　　　　　　　　　　[　　　]

❿ 排尿反射では膀胱が弛緩する。　　　　　　　　　　　　　　　　　[　　　]

選 択 問 題

1 腎臓で作られた尿が体外に排出される順序で正しいのはどれか。

❶ 腎臓→尿道→尿管→膀胱

❷ 腎臓→尿道→膀胱→尿管

❸ 腎臓→尿管→膀胱→尿道

❹ 腎臓→膀胱→尿管→尿道

[　　　]

2 腎臓が調節している血液の因子はどれか。

❶ 酸素量

❷ グルコース量

❸ 血液量

❹ 白血球数

[　　　]

3 排尿時に見られるのはどれか。

❶ 膀胱と尿道括約筋の収縮

❷ 膀胱の収縮と尿道括約筋の弛緩

❸ 膀胱の弛緩と尿道括約筋の収縮

❹ 膀胱と尿道括約筋の弛緩

[　　　]

第 5 章

消化・吸収・代謝のしくみ（消化器系）

Introduction

▶ 栄養を届けるベルトコンベア

■農家が米や野菜を、漁師が魚を食糧として供給するように、細胞の生命活動に必要な栄養を血液に提供するのが消化器系です。

■しかし、私たちが食事で摂る食物はそのままでは大きすぎて血管に入りませんし、細胞膜を通過することもできません。口から摂取した食物は、肛門まで続く消化管の中をベルトコンベアに載せられたかのように運ばれます。その間、消化管では食物と消化液とが混ざり合い、消化酵素により食物は血管壁を通過（吸収）できる小さな分子にまで分解（消化）されます。

■消化されなかったものは便として排出されます。これは食材を入れるトレーやラップは食べられないので捨てるようなもので、同じ排泄物として扱われる尿とは由来がまったく異なります。

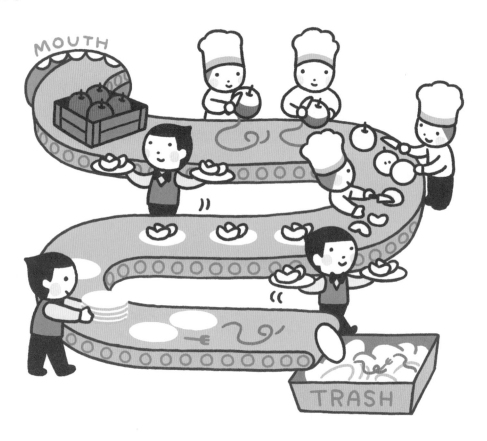

▶ 消化管と各種臓器はこんな構造

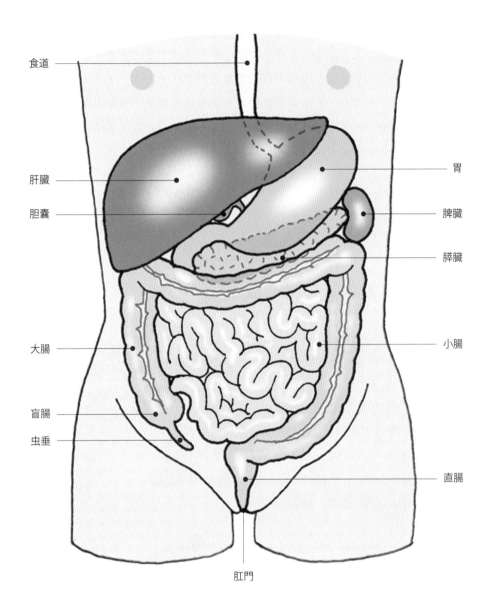

食道

肝臓

胆嚢

大腸

盲腸

虫垂

胃

脾臓

膵臓

小腸

直腸

肛門

▶ 消化器系＝消化管＋付属器

　消化器系は、大きく消化管という管とそれに接続する付属器で構成されています。消化管は人体を貫いている1本の管で、入り口の口腔から始まり、咽頭、食道、胃、小腸、大腸と続き出口の肛門で終わります。消化管は口腔から摂取した食物を糞便とし、排出口である肛門まで移送するベルトコンベアのようなものです。また、付属器には唾液腺、肝臓、胆嚢、膵臓があり、消化管内に消化液を放出する分泌活動を行っています。

▶ 消化と吸収

　消化器系の機能は、消化と吸収です。消化とは消化液に含まれる消化酵素により食物を消化管で吸収できる栄養素にまで分解する化学反応（化学的消化）で、吸収とは分解された栄養素を消化管の壁の中にある血管またはリンパ管に取り入れることです。そして、消化管で消化できなかったものは吸収されずに、便として肛門から排出されます。便と尿は排泄物としてひとくくりに考えてしまいがちですが、便は食物からできるのに対して、尿は泌尿器系のところで見たように血液からできるので、その由来は違います。

口から取り込まれた食物が消化管の運動により移送される過程で、各種臓器は食物を消化するための様々な消化液を分泌します。消化液は消化酵素だけでなく、移送を円滑にしたり、消化管を保護する粘液などの成分から構成されています

▶ 食物のほとんどは、ほかの生命体

　私たちが食事で摂取する食物は、何でできているでしょうか？ 主食であるご飯やパンは米や小麦といった植物ですし、サラダもほとんど植物です。肉や魚は動物です。私たちは生命活動を維持するために植物・動物の命をいただいているのです。ですから、割合こそ差はありますが、食物はヒトと同じく水分、たんぱく質、脂質、糖質などでできています。

　これらの物質の大部分は高分子化合物というかたちでからだに貯蔵されており、すぐに使うことはできない貯金のようなものです。そこで、ヒトはこれらの高分子化合物を消化液により低分子化合物にまで分解して、つまり現金にして使うのです。そして、余った現金は貯金するように、高分子化合物に合成して貯蔵しておきます。

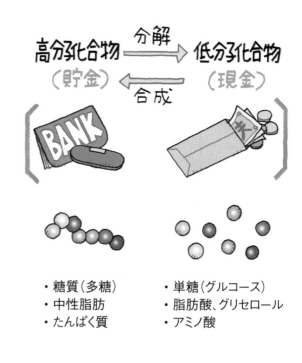

・糖質（多糖）　　・単糖（グルコース）
・中性脂肪　　　　・脂肪酸、グリセロール
・たんぱく質　　　・アミノ酸

どこで何が消化される？

　口に入った食べ物は、歯で噛み砕かれた後、消化管を順番に通って段々と吸収できる大きさまで分解されていきます。以下の絵で、消化器系のはたらきを学んでみましょう。

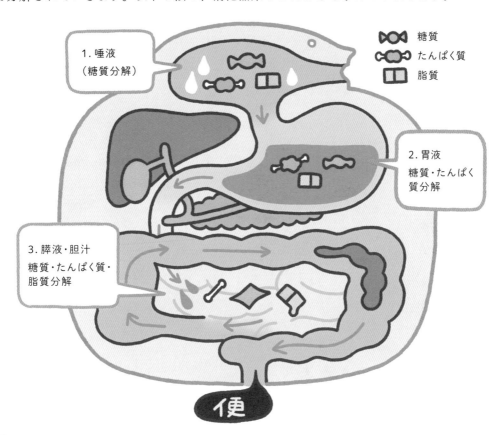

1. 唾液
（糖質分解）

糖質
たんぱく質
脂質

2. 胃液
糖質・たんぱく質分解

3. 膵液・胆汁
糖質・たんぱく質・脂質分解

便

---

column

気が早い唾液の分泌

　「ジュージュー」とお肉を焼いている音を聞くと、思わずよだれ（唾液）が出ることはありませんか。これは自律神経の副交感神経による条件反射です。食べ物が口の中に入れば無条件に唾液は分泌されますが、「これから食べ物が入ってくるぞ！」ということがわかると前もって唾液を分泌するのです。これは、その音が食物に関係する音であることを知っているという条件のもと起こるもので、梅干しやレモンを見るだけで唾液が出るのも同様の現象です。実は、この副交感神経を介した消化液の分泌は、唾液のほかに胃液、膵液、胆汁でも、わずかな量ですが起こります。気が早いですね。

次のページから、消化吸収のしくみを
細かくみていきましょう

▶ 咽頭は食物と空気の交差点

　皆さんは人と食事をしていて、口に食べ物を頬張ったまま喋るのを注意されたことはありませんか。そのような経験がある方も、まさに喋っている最中に食べ物を飲み込んだ人はいないはずです。なぜでしょう。

　それは空気と食物はともに咽頭という同じ部位を通過するからです。食物を飲み込むことを嚥下といいますが、会話と嚥下は同時にはできません。会話と嚥下が同時にできないので、空気と食物は衝突しないで済むのです。

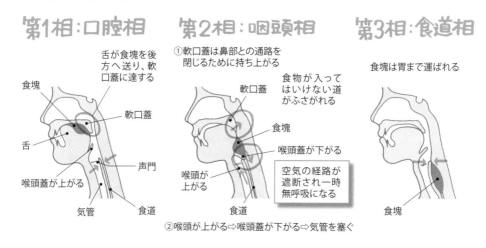

第1相：口腔相

舌が食塊を後方へ送り、軟口蓋に達する

食塊

軟口蓋

舌

喉頭蓋が上がる

声門

気管　　食道

第2相：咽頭相

①軟口蓋は鼻部との通路を閉じるために持ち上がる

軟口蓋

食物が入ってはいけない道がふさがれる

食塊

喉頭が上がる

喉頭蓋が下がる

空気の経路が遮断され一時無呼吸になる

食道

②喉頭が上がる⇨喉頭蓋が下がる⇨気管を塞ぐ

第3相：食道相

食塊は胃まで運ばれる

食塊

▶ 栄養素が血流に入るまで

　消化酵素で細かくされた栄養素の吸収は小腸で行われます。小腸の内面は細かいヒダがたくさんあり、それによって表面積を大きくすることで、効率よく栄養素を吸収できる構造になっています。ヒダの内部には毛細血管とリンパ管が走っており、消化された食物のうち単糖とアミノ酸は毛細血管に、脂質はリンパ管に入ります。

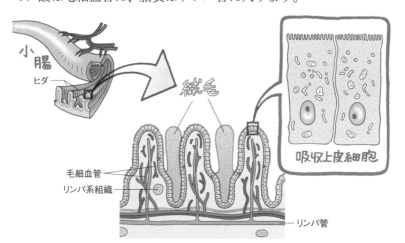

小腸

ヒダ

絨毛

毛細血管

リンパ系組織

リンパ管

吸収上皮細胞

リンパ管に入った脂質は左の鎖骨下にある静脈から血流に入ります

▶ 栄養素は肝臓を経由する

　小腸の毛細血管に吸収された栄養素は、次に肝臓に流れていきます。しかし、実は栄養素の吸収は主に小腸で行われるものの、胃や大腸から吸収される栄養素も少量あります。

　これらの臓器へ酸素を届けている動脈は、吸収された栄養素を受け取り、消化管に酸素を渡した後、静脈となりますが、大静脈に注ぐ前に1本の血管となって肝臓に注ぎ、肝臓を経由してから心臓に戻ります。この、肝臓に注ぐ1本の血管（静脈）を門脈といいます。消化管から血液内に入った物質は門脈を通って肝臓を経由してから全身を循環することになります。

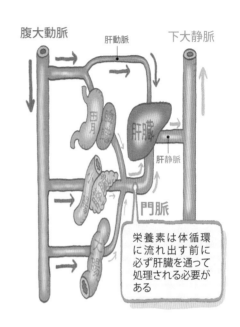

腹大動脈　　肝動脈　　下大静脈

肝臓

肝静脈

門脈

栄養素は体循環に流れ出す前に必ず肝臓を通って処理される必要がある

▶ 排便反射

　口から入った食物のうち、消化されない食物繊維やそのほかの残りカスは大腸に入り、水分が吸収され、便が形成されます。ふだん、便は大腸で待機していますが、食事をすると大きな蠕動運動が起こり、直腸に送られます。便が入ってきたことを直腸のセンサーが感じると、その情報が脊髄にある排便中枢に送られ、反射的に直腸壁が収縮し、内肛門括約筋が弛緩し、排便反射が起きます。また、直腸のセンサーが感じた情報が大脳にも送られ、便意として認識され、排便の準備が整わなければ、外肛門括約筋を意識的に収縮させ排便を一時的に遅らせることができます。

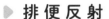

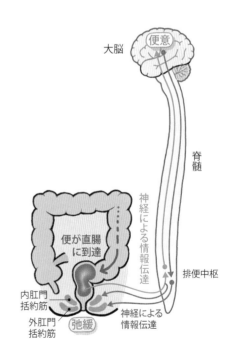

便意

大脳

脊髄

神経による情報伝達

排便中枢

便が直腸に到達

内肛門括約筋

外肛門括約筋

弛緩

神経による情報伝達

　大腸への刺激は朝食後が特に大きいので、多くのヒトは朝食後に排便をします。毎食後に排便するヒトもいます。ですので、乳児であれば授乳後におむつをチェックしてあげるとよいでしょう

肝臓の機能：物流システムの倉庫・巨大な化学工場

　食事を摂った後、肝臓には消化管から多くの栄養素が流れ込みます。しかし、食事をしていない間には栄養素の供給がありません。しかし、からだ中の細胞は24時間はたらき続けており、常に一定の栄養が必要になります。この需要と供給のアンバランスを補正するために、肝臓はふだんそのときに必要な量以上の栄養素を貯蔵しておき、食事をしていないときは蓄えていた栄養素を少しずつ細胞に提供することで、血液中の栄養素の量を一定に維持しています。たとえるなら、日本人の主食であるお米の流通量が一年を通して一定なのは、秋に収穫された大量のお米は倉庫に保管され、必要に応じて、随時倉庫から出しているからです。

　また、肝臓は集められた栄養素どうしを組み合わせ、からだで使いやすい形に変える合成機能ももっています。肝臓は栄養素の倉庫でありながら、化学工場でもあるのです。また、肝臓は胆汁も作っているのですが、貯蔵スペースが追い付かず、胆嚢に分担してもらっています。

肝臓の機能：関所

　私たちが口から摂取するものは、からだにとって有用な物だけとは限りません。目に見えない細菌も同時に取り込んでしまっています。胃内で強酸である胃液に耐えた細菌・ウイルスが小腸から吸収されることもあります。しかし、肝臓に常駐している細胞が消化管から血液内に入り込んだ細菌やウイルスなどを処理してくれます。

　栄養素だけでなく、経口投与された薬物も肝臓を通ります。たとえ病気を治すための薬物とはいえ、生体にとっては異物ですから、肝臓を通るとある程度は分解されます。これを解毒といい、経口投与される薬物は肝臓での処理量を見越して投与量が決められています。アルコールを解毒するのも肝臓です。お酒の飲みすぎで肝機能障害になるのは、大量のアルコールを処理するために肝臓を酷使するからです。

column

お酒が飲めない体質

　アルコールは肝臓で代謝されますが、そのとき生成されるアセトアルデヒドには血管を広げる作用があるのでお酒を飲むと顔が赤くなります。そのほか、頭痛、吐き気、嘔吐などの不快症状を起こします。アセトアルデヒドを分解するアルデヒド脱水素酵素を遺伝的に欠損しているヒトは、アセトアルデヒドが溜まり不快症状を起こすので飲めないのです。日本人にはこの酵素を欠損しているヒトが1割ほどいるそうです。

さらに詳しく！ 代謝：食べたものは変化してからだをつくる

血液から細胞に取り込まれた栄養素はそのままの形で利用されるのではなく、様々な化学反応により形を変えて、からだの構成成分となったりエネルギー源になったりしています。こういった生命を維持するための化学反応のうち、物質をより小さく、簡単な構造のものに分解する過程を「異化」、より複雑で大きな物質に合成する過程を「同化」といい、両者を合わせて代謝とよんでいます。異化では分解の過程で生じるエネルギーがATPという形で貯蔵され、同化ではそのエネルギーを消費しながら運動したり、からだの構成成分をつくったりします。

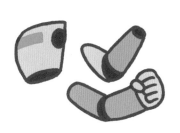

異化
小さくして運びやすく

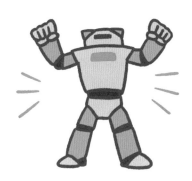

同化
合体して、大きなパワーに！

さらに詳しく！ ATPはエネルギーの通貨

私たちは労働した報酬を現品で受け取るわけでなく、賃金として受け取り、そのお金（通貨）で食物を買ったり、家賃を払ったり、電車に乗ったりします。食物の燃焼で得られるエネルギーはATPを再生するために使われ、からだの様々な生命活動はATPを分解するときに発生するエネルギーを使うことで行われています。このため、ATPは生体のエネルギー通貨とよばれています。

column

基礎代謝量

からだを動かせば消費するエネルギー量は増えます。では何もせずに横になっていればエネルギーを消費しないかというとそうではなく、身体的・精神的に安静にしていても心臓を動かし、体温を維持するためにエネルギーを消費します。この生命を維持するのに必要な最低限のエネルギー量を基礎代謝量といいます。

練 習 問 題

ここまでに学んだ内容を思い出しながら、練習問題を解いてみましょう。

○ × 問 題

① 消化できなかったものは尿中に含まれ排泄される。　　　　　　[　　　]

② 食物は主に、水分、たんぱく質、脂質、糖質などでできている。　[　　　]

③ 肝臓は消化器系に含まれる。　　　　　　　　　　　　　　　　[　　　]

④ 咽頭には食物と空気の両方が通過する。　　　　　　　　　　　[　　　]

⑤ 消化酵素で分解したものが血液に入ることを消化という。　　　[　　　]

⑥ 唾液は脂質を分解することができる。　　　　　　　　　　　　[　　　]

⑦ 胃液はたんぱく質を分解することができる。　　　　　　　　　[　　　]

⑧ 膵臓は糖質・たんぱく質・脂質のすべてを分解できる。　　　　[　　　]

⑨ 胆汁は膵液と一緒に小腸に放出される。　　　　　　　　　　　[　　　]

⑩ 梅干しを見て唾液が出てくるのは条件反射である。　　　　　　[　　　]

⑪ リンパ管は脂質を運ぶ。　　　　　　　　　　　　　　　　　　[　　　]

⑫ 吸収された栄養素は肝臓を通る。　　　　　　　　　　　　　　[　　　]

⑬ 門脈には動脈血が流れている。　　　　　　　　　　　　　　　[　　　]

⑭ 肝臓は胆汁を貯蔵している。　　　　　　　　　　　　　　　　[　　　]

⑮ 内服薬は小腸で分解される。　　　　　　　　　　　　　　　　[　　　]

⑯ お酒のアルコール成分は膵臓で分解される。　　　　　　　　　[　　　]

⑰ 便が肛門まで来ると排便反射が起こる。　　　　　　　　　　　[　　　]

⑱ 排便反射は食前に起こりやすい。　　　　　　　　　　　　　　[　　　]

⑲ からだの構成成分を作る際にATPが消費される。　　　　　　 [　　　]

⑳ ATPは栄養素が分解される過程で発生するエネルギーで補給される。[　　　]

選 択 問 題

1 口腔で摂取された食物が便として肛門から出る順序で正しいのはどれか。

❶ 口腔 → 咽頭 → 食道 → 胃 → 小腸 → 大腸 → 肛門

❷ 口腔 → 食道 → 咽頭 → 胃 → 小腸 → 大腸 → 肛門

❸ 口腔 → 咽頭 → 胃 → 食道 → 小腸 → 大腸 → 肛門

❹ 口腔 → 咽頭 → 食道 → 胃 → 大腸 → 小腸 → 肛門

[   ]

2 脂肪の消化酵素はどこに含まれているか。

❶ 唾液

❷ 胃液

❸ 膵液

❹ 胆汁

[   ]

3 胆汁はどこで作られるか。

❶ 胃

❷ 膵臓

❸ 肝臓

❹ 胆嚢

[   ]

4 肝臓が分解できるのはどれか。

❶ 糖質

❷ たんぱく質

❸ 脂質

❹ アルコール

[   ]

5 エネルギーを作るためにすぐ使える栄養素はどれか。

❶ でんぷん

❷ たんぱく質

❸ 単糖

❹ 中性脂肪

[   ]

6 ATPの合成が消費より上回る日常生活行動はどれか。

❶ 夜、寝ているとき

❷ 食後に休憩しているとき

❸ 運動しているとき

❹ 授業を受けているとき

[   ]

第 6 章

骨格・運動のしくみ（運動器系）

▶ おいしく食べられるのも運動器系のおかげ？

● 動物には、植物のように光合成をして自ら栄養をつくり出す能力はありません。しかし、動物は、運動器系を発達させたことで自由自在に動きまわり、食物を獲得し飢えをしのぐことができるようになりました。野生の動物は感覚器系を駆使し獲物を見つけ、運動器系を駆使し捕まえます。ヒトも運動器系のはたらきでからだを動かし、動植物の捕獲・採取や養殖・栽培などをして食糧を確保し、さらに調理するためにからだを動かすことでおいしく食べる技術も身に付けました。

● 運動器系は、動物にとって生命維持にかかわる運動機能を果たす器官の総称で、からだを支える骨、動きを与える関節、それを動かす筋・腱などがあります。筋や骨を操るためには、発達した神経系のネットワークと感覚器の助けが必要です。

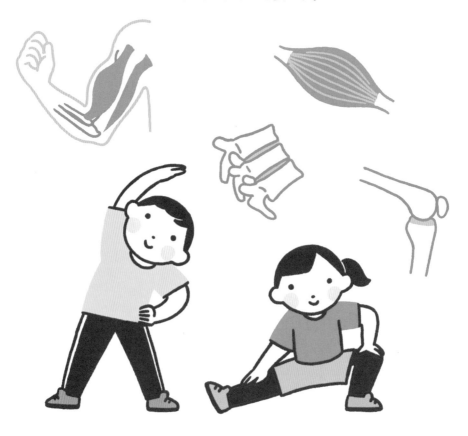

▶ 骨や関節、筋肉はこんな構造

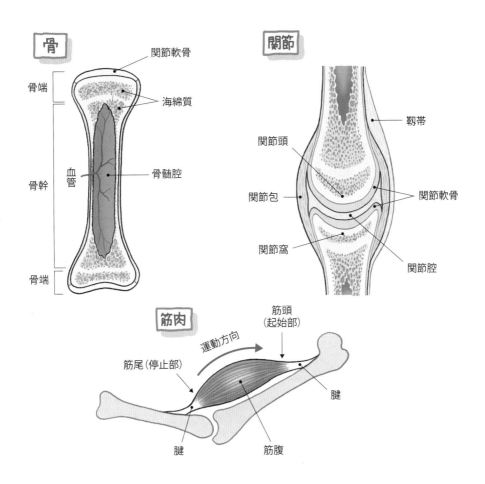

▶ 動作を支える骨と筋

　鉄筋コンクリートの建物が鋼鉄の骨組みで支えられているように、からだは**骨格**により支えられています。成人の骨格は約200個の骨でできており、互いに結合して、頭蓋骨、脊柱、胸郭、骨盤、上肢骨、下肢骨を形成しています。

　骨格は**骨格筋**と協働して関節を動かし、運動を起こすだけでなく、脊柱や骨盤はからだを支えています。また、頭蓋腔や胸郭の中には脳や心臓・肺などがあり、これらを覆って保護しています。

　また、骨自体には**骨髄**で血液細胞をつくる作用や、カルシウム、リンなどのミネラルの貯蔵作用があります。

 進化の過程で、海に棲息していた頃は海水に溶けているミネラルが使い放題でしたが、陸に上がるために貯蔵庫が必要になったと考えられています

▶ 骨は絶えずリフォームされている

骨は硬いこともあり、ふだん何も変化していないように思われますが、生きた組織であり、絶えず作り変えられています。古い家をリフォームするときのように、破骨細胞が骨を破壊し、骨芽細胞が空いたスペースに新たな骨を沈着させます。

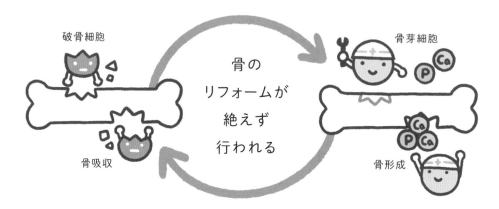

このような骨のリフォーム（リモデリングといいます）の際には、カルシウムの血液への放出（骨吸収）と骨への沈着（骨形成）が行われます。

 カルシウムを血液へ放出するのは、3月に卒業生が社会に巣立っていくときで、カルシウムの骨への沈着は4月に入学生が入ってくることで置き換えて考えると、学校の学生数はいつも変わらないのと同じで骨のカルシウム量も常に一定なのです

▶ 関節の構造

向かい合う骨どうしの端は滑らかな関節軟骨でおおわれ、そのうち出っ張っているほうを関節頭、くぼんでいるほうを関節窩といいます。接合部は関節包に包まれています。関節包の中は、骨どうしの摩擦を減らし関節の動きを滑らかにするため、滑液という粘稠な液体で満たされています。滑液は、関節軟骨の栄養にかかわるヒアルロン酸を豊富に含んでいます。

また、関節包を強化したり、関節の過度の運動を阻止して損傷を防ぐために、靭帯によって補強されています。

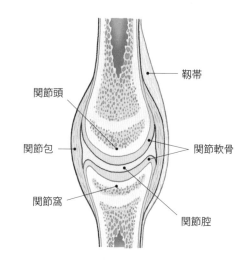

▶ 筋肉の様々なはたらき

からだを動かす筋である骨格筋は、収縮し付着している骨を**引っ張ることで運動を起こします**。また、椅子に座っているときは運動していませんが、お腹と背中の筋肉がバランスよく収縮することで姿勢が維持されています。腹部や骨盤の底にも骨格筋があり、臓器を支え保護しています。さらに、筋収縮に必要なエネルギーは栄養素の燃焼により得られますが、そのエネルギーの一部は熱に変化するので体温保持にも役立っています。

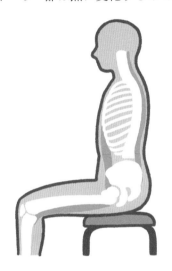

背中やお腹の筋肉が
萎縮し続けていることで
姿勢を維持できる!

▶ 自分の意思で動くのは骨格筋だけ

直接あるいは腱を介して骨に付き身体運動を起こす筋肉は骨格筋とよばれます。体性神経系の支配を受けており、自分で意識して動かすことができます。

しかし、筋肉は心臓や血管、消化管といった臓器の壁にもあります。臓器を構成する筋肉のうち、心臓にある筋肉を心筋といい、それ以外の筋肉は平滑筋といいます。いずれも自律神経系の支配を受けており、自分で意識して動かすことはできません。

column

筋肉痛は年をとるほど遅く出る?

筋肉痛には運動中や直後に現れる原発性筋肉痛と、2〜3日後に出現する遅発性筋肉痛があり、一般に筋肉痛とは後者を指します。原因は筋線維や周囲の組織の損傷による炎症が起きるためと推測されていて、運動が激しいほど損傷も激しいので、痛みが強く早く出現します。逆に運動が軽ければ痛みも軽く、症状の出現も遅くなる傾向があるようです。年をとると筋肉痛の出現が若いヒトより遅いとよく言われますが、科学的には証明されていません。年配者は無理をせず激しい運動をあまりしないため、筋肉痛の出現が遅い可能性があります。

▶ からだをスムーズ動かすために 骨格筋の関係性

骨格筋は収縮により骨を引っ張るだけで、押し戻すことはできませんが、複数の筋肉がかかわることで変化に富んだ運動を行うことができます。たとえば、上腕二頭筋が収縮すると肘関節が曲がります。一般に反対の運動をする筋肉は関節の反対側にあり、この場合は肘関節の反対側にある上腕三頭筋が収縮することで、曲げた肘関節を伸ばすことができます。上腕二頭筋のように、収縮して関節を曲げる筋肉を屈筋といいます。上腕三頭筋のように、関節を伸ばす筋肉を伸筋といいます。

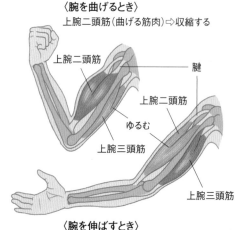

〈腕を曲げるとき〉
上腕二頭筋（曲げる筋肉）⇨収縮する

上腕二頭筋
腱
上腕二頭筋
ゆるむ
上腕三頭筋
上腕三頭筋

〈腕を伸ばすとき〉
上腕三頭筋（伸ばす筋肉）⇨収縮する

▶ 筋収縮のしくみ：滑走説

筋肉に収縮指令を送る運動神経の末端と筋細胞（筋線維ともいう）との接続部を神経筋接合部といい、運動神経からの指令信号は**アセチルコリン**という神経伝達物質を介して筋細胞に伝達されます。送り込まれた指令信号が筋細胞を刺激すると、筋小胞体の中に含まれていたカルシウムが放出され、**カルシウム**の作用で隣り合う筋フィラメントどうしが結合して筋肉が収縮します。指令信号が途切れると、放出されていたカルシウムは筋小胞体内に戻り、筋フィラメントの結合がはずれて弛緩します。筋肉の収縮は、ATPの分解の際に放出されるエネルギーによって行われています。

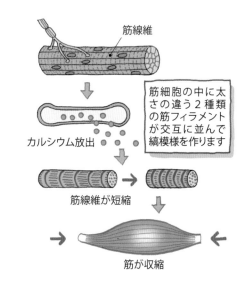

筋線維

カルシウム放出

筋細胞の中に太さの違う2種類の筋フィラメントが交互に並んで縞模様を作ります

筋線維が短縮

筋が収縮

ATPの供給が止まると筋組織は結合したままとなり、筋肉が収縮した硬直といわれる状態になります。死後硬直が起こるのは、筋肉を弛緩させるために必要なATPの供給が停止するからなのです

練習問題

ここまでに学んだ内容を思い出しながら、練習問題を解いてみましょう。

○×問題

① 全身にはおよそ200個の骨がある。 [　　　]

② 一度作られた骨は変わらない。 [　　　]

③ 関節を作る骨でくぼんでいるほうを関節頭という。 [　　　]

④ 骨髄では血液細胞が作られる。 [　　　]

⑤ 座っているときにも骨格筋は収縮している。 [　　　]

⑥ 骨格筋は自律神経による支配を受ける。 [　　　]

⑦ 骨格筋は靱帯を介して骨に付着している。 [　　　]

⑧ 上腕二頭筋は伸筋である。 [　　　]

⑨ 神経筋接合部の神経伝達物質はアセチルコリンである。 [　　　]

⑩ 筋肉の収縮にはカルシウムイオンが必要である。 [　　　]

選択問題

1 骨の役割ではないものはどれか。

① 姿勢の維持

② 内臓の保護

③ 熱エネルギーの生成

④ カルシウムなどの貯蔵

[　　　]

2 自分の意思で動かせる筋肉はどれか。

① 骨格筋

② 骨格筋と心筋

③ 心筋と平滑筋

④ 平滑筋

[　　　]

3 腕を曲げるときの筋肉の動きで正しいのはどれか。

① 上腕二頭筋と上腕三頭筋の収縮

② 上腕二頭筋の収縮と上腕三頭筋の弛緩

③ 上腕二頭筋の弛緩と上腕三頭筋の収縮

④ 上腕二頭筋と上腕三頭筋の弛緩

[　　　]

第 7 章

見る・聞く・触る
感じるしくみ（感覚器系）

▶ 情報をキャッチするからだの記者

● 国内外を問わず毎日様々な事件が起こっており、報道機関の記者がそれを取材し、情報提供してくれています。からだの内外の環境も刻々と変化しており、これらの変化を情報としてキャッチしてくれているのが感覚器系です。

● 記者により政治、経済、教育、国際問題、分化、スポーツなど取材する分野が決まっているように、光情報は眼、音情報は耳、温度情報は皮膚というように、感覚器には扱える情報の種類が決まっています。感覚器は、これらの異なる種類の感覚情報を中枢神経系に伝達できるように、電気信号に変換しているのです。

● 感覚器系がキャッチした情報は末梢神経を伝って中枢神経へ送られます。そこで情報が分析・解釈されて出された指令が、再び末梢神経を通って身体各部位へ送られることで、適切に行動することができます。

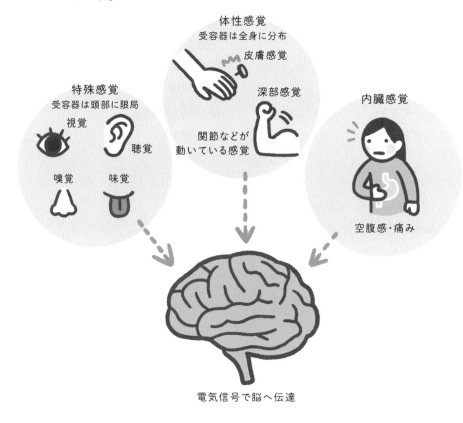

特殊感覚
受容器は頭部に限局
視覚
聴覚
嗅覚 味覚

体性感覚
受容器は全身に分布
皮膚感覚
深部感覚
関節などが
動いている感覚

内臓感覚
空腹感・痛み

電気信号で脳へ伝達

▶ 目はこんな構造

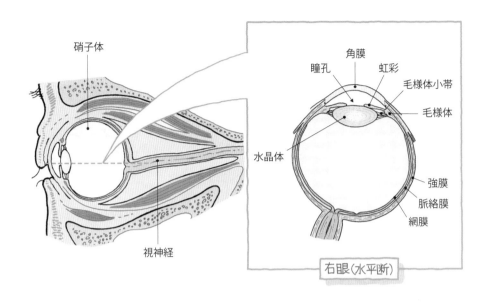

硝子体

角膜
瞳孔
虹彩
毛様体小帯
毛様体
水晶体
強膜
脈絡膜
網膜

視神経

右眼(水平断)

▶ 眼球の構造はカメラの部品に似ている

　眼球の構造はカメラにたとえられます。カメラのボディに相当するのは強膜で、厚く白い結合組織の膜が眼球の形状を保っています。水晶体はカメラのレンズに相当します。虹彩は水晶体を丸く取り囲んで瞳孔を開き、眼球内に入る光の量を調節する絞りとしてはたらきます。脈絡膜の後方内側部にはフィルムに相当する網膜があり、ここに光を受け取る細胞があります。ヒトは、網膜に写った像が脳に伝わることで視覚情報を認識し"見る"ことができます。

▶ レンズを厚くして近くを見る遠近調節

　ヒトは、近くを見るときと遠くを見るときで、目に入る光の量を調節してピントを合わせ、網膜に像を結んでいます。約6m以上遠くの物体を見るとき、光はほぼ水平に目に入るので、水晶体を厚くする必要はありません。しかし、近いところにある物体を見るときは光が拡散するので、水晶体を厚くして光を屈折させる必要があります。その調整は毛様体と毛様体小帯が行っています。

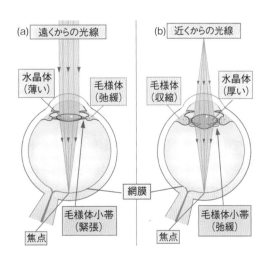

(a) 遠くからの光線
水晶体（薄い）
毛様体（弛緩）
毛様体小帯（緊張）
焦点

(b) 近くからの光線
毛様体（収縮）
水晶体（厚い）
毛様体小帯（弛緩）
焦点

網膜

▶ 耳はこんな構造

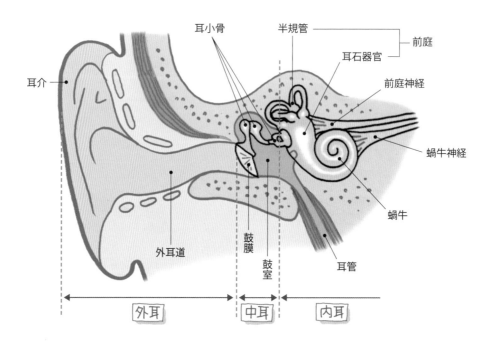

耳小骨　　半規管　　　　前庭
耳石器官
前庭神経
耳介
蝸牛神経
蝸牛
外耳道　　　鼓膜　　　耳管
鼓室
外耳　　　中耳　　内耳

▶ 耳は音を感じるだけでなくからだのバランスもとる

　耳は外耳、中耳、内耳に区別されます。外耳と中耳は聴覚のみに関与し、内耳は聴覚と平衡覚の両方に関与しています。平衡覚とは、からだが動いていることや姿勢が傾いていることを感知する感覚です。たとえば坂道にいることを重力に対する頭の傾きで感じたり、電車やエレベーターなどが動きだすときや、止まるときを速度の変化（加速度）として感じ取ります。

▶ 聴覚・平衡覚のしくみ

　外耳は耳介と外耳道からなり、耳介は一般に耳とよばれています。外耳道は音の通路で、空気の振動である音は外耳道を通って中耳との境にある鼓膜を振動させます。
　中耳の内部には耳小骨があり、鼓膜の振動は耳小骨を伝わり、増幅されて内耳に伝えられます。
　内耳は聴覚に関与する蝸牛と、平衡覚に関与する耳石器官と半規管から構成され、その複雑な形から迷路ともよばれます。蝸牛や半規管はリンパ液で満たされており、リンパ液の振動により感覚細胞が刺激され、音やからだのバランスのくずれが感知されます。

▶ 鼻 は こ ん な 構 造

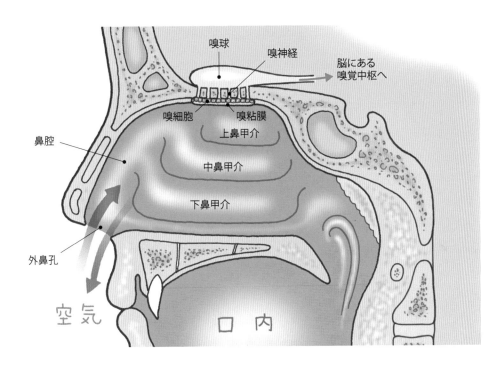

嗅球　嗅神経

脳にある
嗅覚中枢へ

嗅細胞　嗅粘膜

上鼻甲介

鼻腔

中鼻甲介

下鼻甲介

外鼻孔

空気

口内

▶ 匂 い の セ ン サ ー

　嗅覚は外界の匂いを感知する感覚で、そのセンサーは嗅上皮とよばれる部位です。嗅上皮は嗅覚の感覚細胞である嗅細胞とそれを支える支持細胞からなります。

▶ 匂 い 物 質 が 粘 液 に 溶 け て 知 覚 さ れ る

　嗅細胞の先端には嗅毛があり、粘液に浸されていて、息を吸うと吸気中の匂い物質が粘液に溶けて嗅細胞の嗅毛を刺激し嗅覚が知覚されます。

column

嗅覚は慣れやすい

　刺激が持続しているにもかかわらず、感覚が次第に弱くなることを感覚の順応といいます。これを嗅覚に当てはめると、匂い物質があるにもかかわらず匂いを感じなくなることに相当します。たとえば、香水をつけると初めは香りを感じることができますが、しばらくすると感じなくなります。ですから、自分の体臭には気づきにくいのです。しかし、順応はそのとき嗅いでいる特定の匂いに対してだけで、ほかの匂いは感じることができます。ですから、自分の香水には鈍感ですが、他人の香水には敏感なのです。

▶ 舌はこんな構造

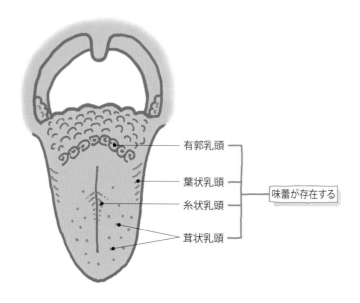

有郭乳頭
葉状乳頭 ┐
糸状乳頭 ├ 味蕾が存在する
茸状乳頭 ┘

▶ 味のセンサー

　味覚は食物に含まれる化学物質を感知する感覚で、そのセンサーは舌の表面にあるつぼみの形をした味蕾（みらい）です。味蕾の先端中央には味孔とよばれる孔があり、舌の上皮に開口しています。味蕾はその場所から熱い刺激、辛い刺激、摩擦など様々な刺激を受けており、寿命は短く10日くらいで新しい細胞と入れ替わります。

▶ 味は5種類の味覚の組み合わせ

　口の中に食物などが入ると、味細胞の先端にある細かなヒダが刺激を受け、味覚が知覚されます。味覚は甘味、酸味、塩味、苦味の4つが区別され、これらが組み合わさり様々な味が構成されます。最近では日本人によって発見された旨味が加わり5つになりました。

column

香りあっての味覚

　食物のおいしさは味覚だけで感じるわけではありません。風邪を引いて鼻がつまって匂いがわからないと、味もわからなくなります。味覚と嗅覚のセンサーはともに化学物質に反応する感覚で、嗅覚は気体中の、味覚は液体中の化学物質を感知する感覚です。嗅細胞が吸気（風）により運ばれる化学物質を匂いとして感知し、味細胞が化学物質を味わい、両者の感覚情報が大脳皮質で総合的に判断され風味として認知されるのです。

▶ 皮膚はこんな構造

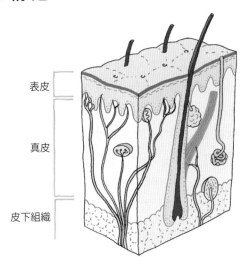

表皮

真皮

皮下組織

▶ 皮膚は人体で最も大きな器官

　からだの表面を覆う皮膚の総面積は成人では約 $1.6m^2$（1畳）で、人体で最も大きな器官です。

　基底層という表皮の最も下部にある細胞層がすぐ下の真皮にある血管から拡散される栄養を受け、盛んに細胞分裂をしています。新しく作られた細胞はケラチンというたんぱく質を合成しながら表皮の表面に向かって順に押し上げられ、古い細胞は死滅します。表皮の最表層の角質層はケラチンに満たされた細胞の死骸が屋根瓦のように重なって並んだもので、表層が垢となって脱落します。

　また、皮膚感覚のセンサーや毛包、脂腺、汗腺なども分布しています。皮下組織は主に脂肪組織から構成され、余剰栄養が貯蔵されています。また、外界からの衝撃、外力、温度変化などの影響を和らげています。

▶ 皮膚は偉大なセンサー：皮膚が外部環境を伝える

　人体は皮膚を介して外界と接しているので、皮膚には外部環境から様々な刺激が入ってきます。皮膚はそれらの刺激を触覚、圧覚、痛覚、温度覚、かゆみとして感じ取ります。つまり、皮膚は、外部環境の変化を知るための重要なセンサーとしての役割を果たしています。

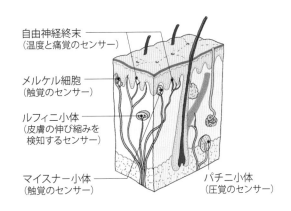

自由神経終末
（温度と痛覚のセンサー）

メルケル細胞
（触覚のセンサー）

ルフィニ小体
（皮膚の伸び縮みを
検知するセンサー）

マイスナー小体
（触覚のセンサー）

パチニ小体
（圧覚のセンサー）

▶ 様々な刺激が痛みとなる：危険信号としての痛覚

　皆さんは痛いことは嫌なことだととらえ、できれば痛くないほうが良いと考えるでしょう。でも、嫌なことであっても痛みを感じるのには大事な理由があります。

　けがや傷、熱、強い圧力、打撃、炎症など、からだを損傷したとき、それを放置しておけば、からだはさらに深刻な状況に陥ることになるでしょう。そこで、これらを警告するために痛みを感じるのです。つまり、痛覚はからだの損傷を避けるように促すもので、からだを守るための危険信号ともいえます。ですから、センサーの数が最も多く分布しています。

　しかし、痛みは身体的な動きの制限や精神的な苦痛を伴うので、たとえば痛みを伴うがん患者のペインコントロールにおける看護師の役割は重要です。

▶ 感覚は刺激を受けたセンサーのある場所に感じる

　私たちは、後ろから不意に右肩を叩かれれば右に振り返ることができます。目をつぶっていても、からだのどの部位の感覚情報かを認識することができます。実際は脳に伝達されることで生じている感覚を、直接「脳に感じる」のではなく、このようにからだの各部位に感じることを投射の法則といいます。

　手足を切断した患者さんが切断してなくなったはずの手足が依然としてそこにあるかのように感じ、痛みを覚えることがよくあります。切断されて失われたはずの腕が痛むというのは奇妙なことではありますが、病気や事故によってからだの一部を切断せざるを得なくなった患者さんのなかに、その痛みに悩まされる方は少なくないようです。これは切断部に対する圧迫などが原因ですが、その刺激によって生じた感覚は、以前センサーのあった場所で感じるのです。

column

五感では足りないヒトの感覚

　「五感を研ぎ澄ませる」という言葉がありますが、五感とは、視覚、聴覚、嗅覚、味覚、触覚の5つの感覚を指しており、眼、耳、鼻、舌、皮膚がそれぞれの感覚の受容器になっています。しかし、ヒトが生きていくために必要な感覚はこの五感だけでは足りません。たとえば前ページまでで学んだように、皮膚は触覚だけでなく、温度や痛みを感じる感覚もあります。耳には聴覚だけでなく、平衡覚もあります。

練 習 問 題

ここまでに学んだ内容を思い出しながら、練習問題を解いてみましょう。

○ ✕ 問 題

❶ 1種類の感覚器であらゆる感覚情報を受け取ることができる。　[　　　]

❷ カメラのレンズに相当するのが硝子体である。　[　　　]

❸ 近くのものを見るときは水晶体を厚くする。　[　　　]

❹ 音は、外耳から入ってきた空気の振動が徐々に増幅されて認識される。　[　　　]

❺ 耳小骨は聴覚に関与する。　[　　　]

❻ 半規管は平衡覚に関与する。　[　　　]

❼ 味蕾の細胞は長生きである。　[　　　]

❽ 嗅覚は慣れにくい感覚である。　[　　　]

❾ 皮膚はヒトを取り巻く環境の変化を感じ取る重要なセンサーである。　[　　　]

❿ 真皮では盛んに細胞分裂が行われている。　[　　　]

選 択 問 題

1 眼球内に入る光の量を調節するのはどれか。

❶ 角膜

❷ 虹彩

❸ 毛様体

❹ 毛様体小帯

[　　　]

2 耳がもつ、聴覚以外の機能はどれか。

❶ 温度覚

❷ 圧覚

❸ 平衡覚

❹ 嗅覚

[　　　]

3 皮膚のもつはたらきではないものはどれか。

❶ お風呂の湯加減を感じる

❷ 満員電車での圧迫感を感じる

❸ すり傷による痛みを感じる

❹ 梅干しの酸っぱさを感じる

[　　　]

感じたことを行動へ
つなげるしくみ（神経系）

▶ すばやい動きを伝える通信網

●通信網には、手紙や雑誌・新聞など道路網を介するものと、電話やFAX、インターネットなど電線網を介したものがあります。体内にも通信網が存在し、血管網を介してはたらく内分泌系と、神経網を介してはたらく神経系があります。

●神経系は、からだの内外で起こっている変化を感覚器で情報としてキャッチ（受容）します。キャッチした情報を分析・解釈して、それに対する反応を決定し、その指令を効果器に発信しています。

●脳と脊髄（中枢神経系）が神経系のコントロールセンターで、からだ中の情報を受け取り、分析・解釈し、それに応じた指令を送ります。からだの隅々に張り巡らされた電線網が末梢神経系で、情報をセンターへ入力し、センターからの指令を出力します。

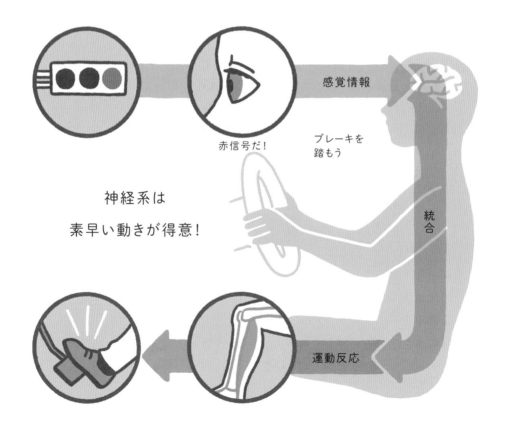

感覚情報

赤信号だ！

ブレーキを
踏もう

神経系は
素早い動きが得意！

統合

運動反応

▶ 脳や脊髄、各神経はこんな構造

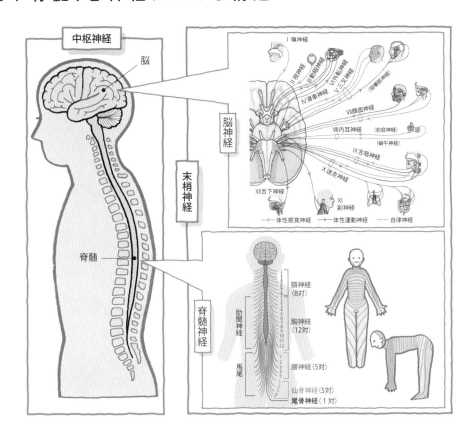

▶ 全身のネットワークシステム

　神経系を解剖したとき、神経系がからだのどこに存在するかでみると、からだの中心に集中している**中枢神経系**と、そこから木の枝のように末端に伸びている**末梢神経系**に区分されます。

　神経細胞は修復がきかないので、中枢神経系はからだのなかでも特に厳重に保護されています。まず頑丈な骨（頭蓋骨と脊椎）と髄膜という膜で包まれていて、さらに脳脊髄液という液体のクッションで守られています。

▶ 神経系の主なはたらき

中枢神経系
中枢神経系は、入ってきた情報を分析・解釈し、どのように反応するかを決定する神経系の指令部としてはたらいています。

末梢神経系
末梢神経系は感覚器からの情報を中枢神経系に送ったり、中枢神経系からの指令を末端の効果器に出すためのケーブルのようなはたらきをしています。

▶ 中枢神経系①：高度な情報分析のしくみ

大脳の表層は**大脳皮質**とよばれ、前頭葉、頭頂葉、側頭葉、後頭葉の４つの部位に分けられます。大脳皮質は、言語、記憶、思考、感情、感覚の認識、随意運動など高度なはたらきを果たしています。

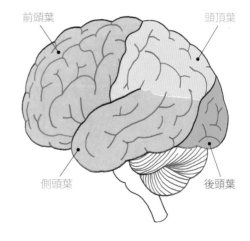

大脳皮質のある部位を「野」とよんでおり、その部位で担当する役割は限定されています。言い換えると大脳皮質のはたらきをそれぞれの部位（野）で分担しています。

たとえば、運動野は骨格筋の意識的な運動を、体性感覚野は体性感覚（触覚、温度覚、痛覚および深部覚）を司っています。

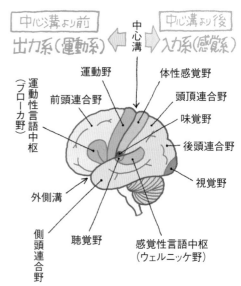

大脳皮質をざっくり眺めると中心溝を挟んで前が運動系、つまり指令の出力、後ろが感覚系つまり情報の入力機能を担っていることがわかります

さらに、人間では言語機能を司る言語野も発達しています。言葉を話すときの舌、口、喉の運動を司る運動性言語中枢（ブローカ野）、言葉を聞いてその意味を理解するときにはたらく感覚性言語中枢（ウェルニッケ野）があります。

これらの運動野や感覚野は大脳皮質全体から見るとほんの一部にすぎません。残りの大部分は連合野とよばれ、その名のとおり複数の機能を連合させより高等な機能を果たしています。

たとえば、聴覚野ではただ「音」だけを感じており、聞こえた音がピアノの音であると知覚したり、さらに過去の経験や記憶と照合させて、それがベートーベンのピアノソナタであると総合的に認識するのは聴覚野周囲にある側頭連合野なのです

大脳の深部にある白質と灰白質

　大脳の深部にある白質は、大脳皮質の運動野からの運動指令を末梢へ送ったり、大脳皮質の感覚野へ感覚情報を伝えています。これらの神経線維は**左右が交叉**するので、左の感覚野はからだの右側から、右の感覚野はからだの左側からの感覚情報を受けています。同様に、からだの左の運動は右の運動野から、右の運動は左の運動野から運動指令が出ています。

　灰白質は主に脳の表層である大脳皮質を構成する組織ですが、白質の中にも一部存在しており、これを大脳基底核といいます。基底核の神経細胞では運動のプログラムを作っており、意識的な運動を調節しています。

神経組織の主役：神経細胞

　神経系を構成している神経組織には神経細胞と神経膠細胞という2種類の細胞があります。

　神経細胞はニューロンともよばれ、刺激に対して興奮すると活動電位という電気信号を発生し、それを伝える役割を果たしています。そのため、神経細胞の形態はユニークで、細胞体といくつかの樹状突起、1本の軸索から構成されています。

　神経細胞がほかの細胞と接して情報の受け渡しをする部分をシナプスとよびます。シナプスにおける情報伝達は、神経終末から放出される神経伝達物質を介して起こります。

　一方、神経膠細胞はグリア細胞とも呼ばれ、神経細胞がきちんと役割を果たせるように支えてくれる脇役です。たとえば、軸索に巻き付いて髄鞘を作り、電気信号が外に漏れないよう絶縁してくれます。

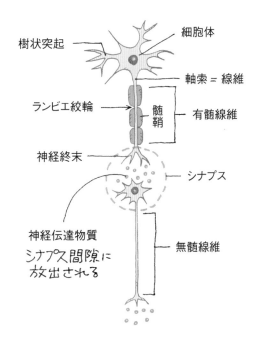

樹状突起　細胞体
軸索＝線維
ランビエ絞輪　髄鞘　有髄線維
神経終末　シナプス
神経伝達物質
シナプス間隙に放出される
無髄線維

第**8**章

感じたことを行動へつなげるしくみ（神経系）

▶ 中枢神経系②：ヒトとしての基本的な機能や 生命を維持するしくみ

　思考や感情といった人間らしい機能を司る大脳皮質に対し、**間脳**や**脳幹**、**小脳**はヒトとしての基本的な機能や生命維持機能などを司ります。

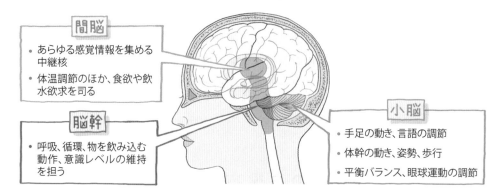

間脳
- あらゆる感覚情報を集める中継核
- 体温調節のほか、食欲や飲水欲求を司る

脳幹
- 呼吸、循環、物を飲み込む動作、意識レベルの維持を担う

小脳
- 手足の動き、言語の調節
- 体幹の動き、姿勢、歩行
- 平衡バランス、眼球運動の調節

▶ 間脳は感覚の中継、自律神経の中枢

　間脳は**視床**、**視床下部**などから成り立っています。嗅覚以外の多くの感覚情報は視床で中継されてから大脳皮質の感覚野に送られます。ですから、ここが障害されると感覚が鈍くなったり、逆に過敏になったりする感覚異常が生じます。

　視床下部には体温調節中枢、食欲中枢、飲水中枢などがあります。また、視床下部は下垂体を介して内分泌を調節しているので、障害されると様々なホルモン異常を引き起こします。

▶ 脳幹には生命維持中枢がある

　脳幹には呼吸、循環、嚥下など**生命維持に不可欠な中枢**があるので、その機能が停止すると生きていけなくなります。視覚や聴覚に関与する反射中枢なども存在します。脳幹の中心部には外部から視覚、聴覚、痛覚など様々な感覚刺激が入力され、それらを大脳皮質に送ることで感覚刺激に対して反応することができる機能が保たれます。

▶ 運動の調節を担う小脳

　小脳は平衡感覚や筋、腱が収縮しているのか、伸びているのかなどの情報を受け、これをもとに筋の収縮を調節しており、姿勢やバランス、協調運動など運動の調節に関与しています。

　小脳は運動の熟練にも関係しています。たとえば、初心者が自転車に乗る練習をしているときは、大脳皮質の指令で意識的に行っていますが、一回乗れるようになると、以降は何も考えずに乗れます。これは小脳が自転車に乗るという運動を記憶したからです

▶ 中枢神経系③：脊髄反射とは

　反射とは、刺激に対して無意識に起こる反応です。刺激が大脳に達することなく起こるので、迅速に反応を起こすことができます。

　この反射は日常生活でも役に立っています。たとえば、後ろのヒトが自分の膝で前のヒトの膝の裏を突くと膝がカックンと折れ曲がります。しかしこのとき反射がはたらいて大腿四頭筋（太ももの筋肉）が収縮するので、転倒することを防ぐことができます。同じように、電車で立ったまま居眠りして膝がかくっと曲がっても倒れなくてすみます。同様の反射は座った状態で膝のあたりをハンマーでコツンと叩いたときにも起こり、太ももの筋肉が収縮してつま先が上がります。

　この反射経路に異常がないかどうかを調べる膝蓋腱反射（しつがいけん）では、座った状態で膝のあたりをハンマーでコツンと叩いたときに、太ももの筋肉が収縮してつま先が上がるかどうかを調べます

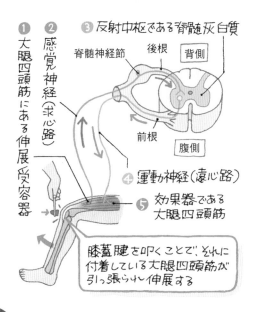

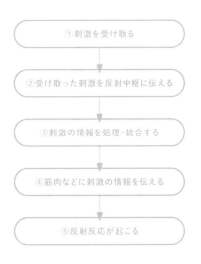

①刺激を受け取る

②受け取った刺激を反射中枢に伝える

③刺激の情報を処理・統合する

④筋肉などに刺激の情報を伝える

⑤反射反応が起こる

第8章　感じたことを行動へつなげるしくみ（神経系）

column

脳を守る関所

　脳の神経細胞は、血液脳関門という機構によって血流中の（有害）物質から保護されています。グルコースや酸素は容易に血液脳関門を通過して脳に移行しますが、分子構造の大きいたんぱく質や薬剤などはほとんどこれを通過できません。ですから、がんを抗がん薬で治療する場合、脳腫瘍に使用される薬剤は限られています。一方、脂溶性（脂質によく溶ける）の物質は脂質で構成されている細胞膜を容易に通過できてしまうので、血液脳関門で通過を抑制するのが難しく、脂溶性のアルコール、ニコチン、麻酔薬、麻薬などは脳に影響を与えてしまいます。

▶ 末梢神経系：情報伝達のしくみ

　末梢神経系はそのはたらきから、**感覚神経**（感覚器からの感覚情報を中枢神経系へ伝える）と**運動神経**（運動指令をからだの各部位へ伝える）に分けられます。

　運動神経はさらに運動指令の送り先の部位によって、**体性神経系**と**自律神経系**に分けられます。運動指令の先が骨格筋の場合は体性神経系で、意識的に動かすことができます。一方、運動指令の先が内臓の平滑筋、心筋、分泌腺などの場合は自律神経系で、意識して動かすことはできません。自律神経系は各器官へのはたらき方により、さらに**交感神経系**と**副交感神経系**に区分されます。

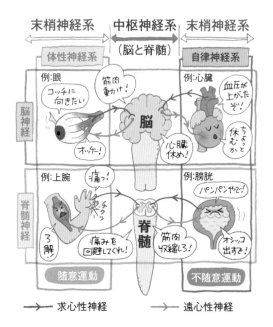

さらに詳しく！　**自律神経系は内臓・血管・腺を支配する**

　ほとんどの器官は交感神経系と副交感神経系の両方の支配を受けています。交感神経は活動に適した状態や緊急時に対応できるからだづくりを、副交感神経系はからだを休め、活動に備えエネルギーを補充するようなからだづくりをします。このような相反する効果の2つが常に両方はたらいており、両者のバランスで内臓のはたらき具合が決まるのです。たとえば、心臓でみると交感神経はアクセルとしてはたらき、心拍数を増やし、副交感神経はブレーキとしてはたらき、心拍数を減らします。

column

アクセルとブレーキの使い分け

　自律神経系の器官へのはたらきかけは器官によって使い分けています。主に活動中に活躍する交感神経は消化器に対してはブレーキとしてはたらき、消化管の運動や消化液の分泌を減らします。逆に、主にエネルギー補充中に活躍する副交感神経は消化器に対してはアクセルとしてはたらき、消化管の運動と消化液の分泌を増やします。排泄器に対しては、活動中は排泄しなくても済むように、交感神経はブレーキとしてはたらき、排便・排尿を押さえ、休養中はいつでもトイレに行けるので、副交感神経はアクセルとしてはたらき、排便・排尿を促します。

練 習 問 題

ここまでに学んだ内容を思い出しながら、練習問題を解いてみましょう。

○ × 問 題

❶ 脳と脳神経が中枢神経系を構成する。　　　　　　　　　　　　　　　[　　　]
❷ 中枢神経系は感覚情報を脳へ伝えるケーブルのようなはたらきをしている。　[　　　]
❸ 大脳皮質には担当する役割の名前がついている。　　　　　　　　　　[　　　]
❹ 右足で画びょうを踏んだときの痛みは大脳皮質の左側の感覚野に伝わる。　[　　　]
❺ 神経細胞は、損傷しても時間が経つと修復する。　　　　　　　　　　[　　　]
❻ 神経細胞はニューロンともよばれる。　　　　　　　　　　　　　　　[　　　]
❼ 大部分の感覚情報は視床に寄ってから大脳皮質に到着する。　　　　　[　　　]
❽ 視床には体温を平熱に維持する中枢がある。　　　　　　　　　　　　[　　　]
❾ 脊髄反射には大脳がかかわっている。　　　　　　　　　　　　　　　[　　　]
❿ バスケットボールの試合をしているときは副交感神経が強くはたらく。　[　　　]

選 択 問 題

1 大脳皮質の役割で正しいものは
どれか。

❶ 思考や感情
❷ 体温や食欲
❸ 呼吸や循環
❹ 姿勢やバランス

[　　　]

2 障害を受けると呼吸が止まる
可能性のある部位はどこか。

❶ 大脳基底核
❷ 視床下部
❸ 脳幹
❹ 小脳

[　　　]

3 自律神経による調節はどれか。

❶ 名前をよばれて振り向く。
❷ 呼吸を一時止める。
❸ 食事をして胃液を出す。
❹ トイレまで排尿を我慢する。

[　　　]

第 9 章

ホルモンが
はたらくしくみ（内分泌系）

Introduction

▶ からだのなかの一般病棟

●内分泌系は神経系と対になり、車の両輪のように、互いに長所と短所を補い合いながら生体の各器官系の機能を調整します。神経系では情報の媒体が電気信号であるのに対して、内分泌系のはたらきを担うホルモンは血流に乗って運ばれるので、効果を発揮するまでに時間がかかりますが、長続きします。

●神経系は、急に具合が悪くなったときに救急外来で応急処置を受けるようなもの、内分泌系は、症状が落ち着いてもさらに治療が必要な場合に一般病棟で療養するようなものです。たとえば、大量出血で血圧が低下したとき、神経系は血液を脳や心臓などの生命維持に重要な臓器に優先的に回すように調整しますが、内分泌系は血液量の保持に努めます。

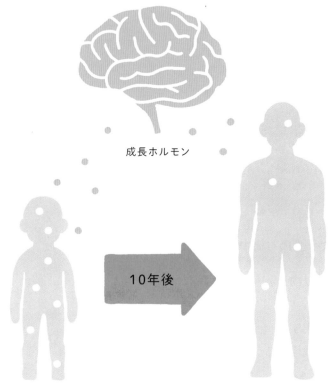

成長ホルモン

10年後

内分泌系はゆっくり長いはたらきが得意

▶ ホルモンを分泌する臓器はこんな構造

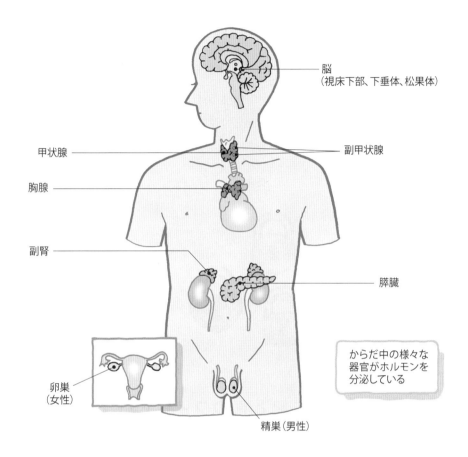

脳
（視床下部、下垂体、松果体）

甲状腺

副甲状腺

胸腺

副腎

膵臓

卵巣
（女性）

精巣（男性）

からだ中の様々な
器官がホルモンを
分泌している

▶ ホルモンの種類：材料から

　ホルモンは**アミノ酸**を材料とするものと、脂質の一種である**コレステロール**を材料とするものに大別されます。

　2個あるいはそれ以上のアミノ酸が結合したものをペプチドといいます。分子構造がやや異なるアミン型ホルモンというものもあります。コレステロールから作られるホルモンはステロイドホルモンとよばれます。

column

ホルモンの周期的変動

　ホルモンのなかには、ある決まった周期で分泌され、それに伴い血中濃度が変動するものがあります。「寝る子は育つ」ということわざがあるように、成長ホルモンの血中濃度は夜寝ているときに上昇します。女性の性ホルモンは1か月周期で変動し、それが性周期として月経などが出現します。

▶ ホルモンは標的細胞だけに作用する

　内分泌腺は、ほかの器官系とは違い、構成する器官が一か所にまとって共同作業をしていません。しかし、血液中にホルモンを放出するので、それが血流に乗って全身の細胞に届けることができます。ただ、ホルモンは血流に乗って行きついた全身のあらゆる組織や細胞に作用するわけではありません。あるホルモンが作用するのは特定の細胞に限定されており、それを標的細胞といいます。標的細胞にはそのホルモンと結合することができる受容体があり、ホルモンはその受容体と結合することで作用を発揮します。

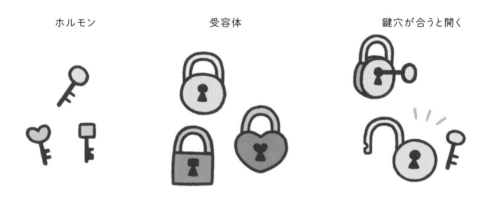

ホルモン　　　　　　受容体　　　　　　鍵穴が合うと開く

▶ ホルモンの階層性支配と負のフィードバック

　多くのホルモン分泌は、上位ホルモンから下位ホルモンへと階層性に支配されています。たとえば、Xホルモンが分泌されるためには、X刺激ホルモンが分泌を促す必要があります。さらにX刺激ホルモンの分泌を促すために、X刺激ホルモン放出ホルモンが分泌されるという具合です。

　これらのホルモンの血中濃度は、負のフィードバック機構によって調節されています。つまり、何らかのホルモンの血中濃度が上昇あるいは低下すると、そのホルモンが指示系統のホルモンへ状況を報告して、状況に応じて分泌が抑制あるいは刺激されるようにはたらきます。

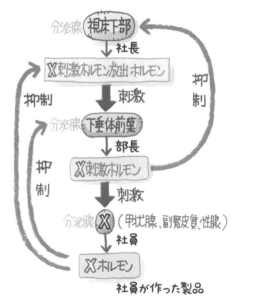

※紫字は会社の役職にたとえた場合

▶ 内分泌と外分泌

　内分泌の対義語として外分泌があります。「内」と「外」で意味は反対ですが、「分泌」は共通しています。

　「分泌」というのはからだを構成する組織の一部が特殊な物質を生成し排出することです。内分泌と外分泌は、文字通りからだの「内」か「外」に物質を分泌するという意味で、たとえば乳汁や涙は外分泌です。

 一見「内」分泌だと思われる消化管では様々な消化液が産生されますが、胃カメラなど口から入れたものが内に到達できる以上、消化管の中は外界とつながっているといえるため、消化液はからだの「外」に分泌されるとみなされ、外分泌として扱われます

　一方、内分泌は血管というからだの「内」に分泌するものをいい、血液にホルモンという物質を分泌します。

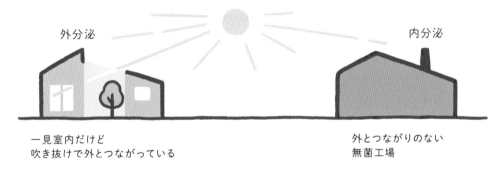

外分泌

内分泌

一見室内だけど
吹き抜けで外とつながっている

外とつながりのない
無菌工場

▶ 両刀使いの膵臓

　膵臓は消化液を分泌する外分泌腺ですが、ホルモンを分泌する内分泌機能もあわせもっています。ホルモンは膵臓の中に散在しているランゲルハンス島とよばれる内分泌細胞の塊からインスリン、グルカゴン、ソマトスタチンが分泌されます。

column

インスリンは注射

　インスリンは糖尿病の治療でも投与されますが、51個のアミノ酸からできているので、内服すると胃液のたんぱく質分解酵素で分解されてしまい、効果がなくなってしまいます。ですから、皮下注射で投与されます。
　一方、経口血糖下降薬の一つは消化管でグルコースにまで分解されるのを阻害するので、内服で用います。

▶ ホルモン調節の例：血糖の調節

　膵臓から分泌されるインスリンの標的は全身の細胞で、血糖が上昇すると分泌が刺激されます。血中のグルコースを細胞に取り込ませて、**血糖を下げます**。取り込まれたグルコースは肝臓と筋肉ではグリコーゲンに、脂肪細胞では脂肪に、それぞれ合成され貯蔵されます。

　一方、同じく膵臓から分泌されるグルカゴンの標的は肝臓で、血糖が低下すると分泌が刺激され、肝臓のグリコーゲンをグルコースに分解し血中に放出することで血糖を上げます。

> **column**
>
> ### 実はエネルギー不足状態？ 糖尿病での高血糖
>
> 　血糖が下がるということは、細胞のエネルギー源であるグルコースが足りていないということなので細胞はひもじい思いをしますが、糖尿病で血糖が高くても細胞はひもじい思いをします。糖尿病で血糖が高い状態というのは、何らかの原因でインスリンの作用が低下しており、細胞にグルコースが取り込まれないからです。

▶ ホルモン調節の例：血圧が下がったときの解決策

　出血多量などで血液量が減ると血圧が低下するので、一刻も早く脳や心臓といった重要臓器への血流を回復させなければなりません。そこで、応急処置として交感神経が迅速に内臓や皮膚の血管を収縮させ、そこを流れるはずの血液を脳や心臓に回します。しかし、根本的な解決策は血液量を増やすことです。ですから、抗利尿ホルモンの作用により尿量を減らし、体内へ戻す水分量を増やすことで、血液量を増やし血圧を上げます。

　抗利尿ホルモンは脳から分泌される尿の排泄を抑制するホルモンで、腎臓の尿細管に作用します。水の再吸収を促す（水分を血液に戻す）ため、結果的に尿量が減少します。

脳で分泌されたホルモンが、血液を通って
腰のあたりにある腎臓にまで届くんですね

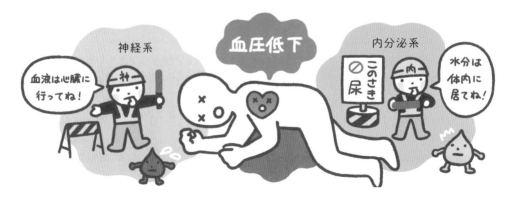

練習問題

ここまでに学んだ内容を思い出しながら、練習問題を解いてみましょう。

○×問題

① 内分泌腺のはたらきは出足は遅いが、粘り強い。　　　　　　　　　[　　　]

② 脳もホルモンを分泌する。　　　　　　　　　　　　　　　　　　　[　　　]

③ 内分泌腺はからだ中に散在している。　　　　　　　　　　　　　　[　　　]

④ ホルモンの材料はアミノ酸かコレステロールである。　　　　　　　[　　　]

⑤ ホルモンはその一つ一つがからだをつくるすべての細胞にはたらく。[　　　]

⑥ ホルモンの分泌が減ると分泌を増やそうとするしくみがある。　　　[　　　]

⑦ ホルモン分泌の順として，視床下部は下垂体前葉の上司である。　　[　　　]

⑧ 唾液腺は内分泌腺である。　　　　　　　　　　　　　　　　　　　[　　　]

⑨ インスリンは膵臓が標的である。　　　　　　　　　　　　　　　　[　　　]

⑩ 抗利尿ホルモンの標的は心臓である。　　　　　　　　　　　　　　[　　　]

選択問題

1 ホルモンについて正しいのはどれか。

① ホルモンは決まった細胞にのみ作用する。

② ホルモンの材料はすべて同じである。

③ 唾液や胃液は、外分泌でなく内分泌である。

④ インスリンは体内ではつくられない。

[　　　]

2 甘いお菓子を食べると分泌が増えるホルモンはどれか。

① インスリン

② グルカゴン

③ ソマトスタチン

④ 抗利尿ホルモン

[　　　]

3 抗利尿ホルモンはどういうときに分泌されるか。

① ダイエットで食事を抜いたとき

② 汗をかいても水が飲めないとき

③ 寒くて震えているとき

④ 血圧が高いとき

[　　　]

第 10 章

生命を生み出すしくみ
（生殖器系）

Introduction

▶ 生殖細胞は唯一死なない細胞

■私たちのからだは、体細胞と生殖細胞の2種類の細胞からできています。個体には寿命がありますが、遺伝子というバトンを次世代に引き渡すことで、生命は連綿と続いてきました。遺伝子の運び屋が生殖細胞である精子と卵子です。

■生殖器系は、性腺である精巣（精子の巣）と卵巣（卵子の巣）で生殖細胞を一人前に育て、両者が出会うために精管や卵管などの生殖管から精子と卵子を送り出します。そして、子宮が受精卵を胎児として育て、新しい命が誕生します。

■これも寿命が来ると死にますが、その前に生殖細胞が遺伝子を次世代に伝えるので、生殖細胞は死なないのです。

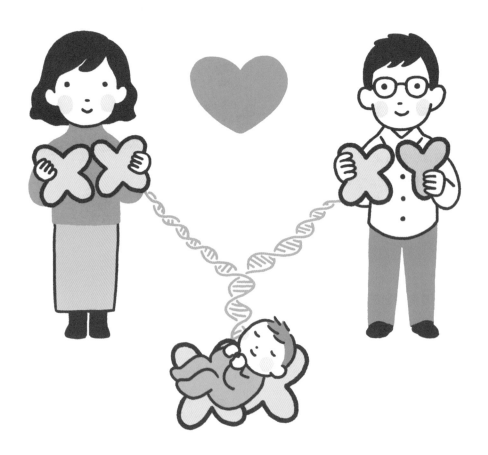

▶ 女性の生殖器はこんな構造

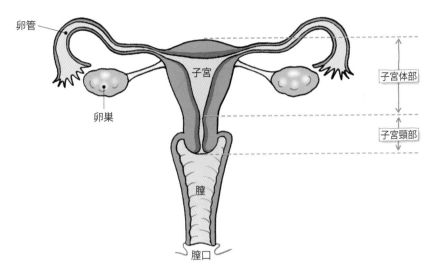

　女性の生殖器は卵子をつくるだけでなく、280日（40週）もの間、発育を続ける胎児に栄養を与え、保護するという、男性生殖器にはない重要な役割があります。

▶ 女性の生殖器：体内にある部位

卵巣：左右1対あり、中には**卵胞**（らんほう）という袋がある。
卵管：卵巣から排卵された卵子を受け取り、受精の場を提供し、卵子を子宮まで送る管。
子宮：骨盤内で膀胱と直腸の間に位置し、受精卵を収容・保持し、栄養を与える器官。
腟：子宮に続く管で尿道の後ろ、直腸の前に位置する。分娩時に胎児の通り道になるので、産道ともよばれる。また、月経時には分泌物がここを通って排出され、性交時には陰茎と精液を受け入れる生殖器でもある。

▶ 女性の生殖器：体外にある部位

外陰部：女性の生殖器で外部に露出した部分。
恥丘：皮下脂肪の豊富な盛り上がった部位で、陰毛が密生している。
大陰唇：恥丘から会陰にかけた外側のヒダ（男性の陰嚢に相当）。
小陰唇：恥丘から会陰にかけた内側のヒダ。
陰核：左右の小陰唇が前方で合わさる部分にあり、男性の陰茎に相当する。

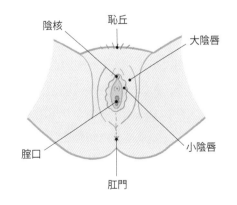

▶ 男性の生殖器はこんな構造

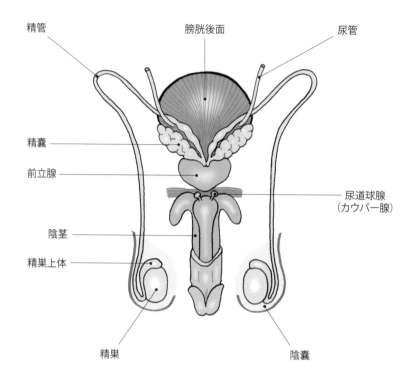

▶ 男性の生殖器：精子が体外に出るまでの道のり

　左右1対ある**精巣**の中には複雑に蛇行する精細管という管があり、ここで精子がつくられます。精細管周囲の間質には間質細胞（ライディッヒ細胞）があり、ここから男性ホルモンの**テストステロン**が分泌されます。

　精細管でつくられた精子は精巣上体に入ると移動しながら運動能力と受精能力を獲得し、精管に送られます。精管の末端は射精管に移行し、前立腺の中で尿道と合流します。精子は精嚢・前立腺・尿道球腺からの分泌液とともに精液となって尿道から排出されます。

▶ 精巣機能を調節するホルモン

　思春期にテストステロンが分泌されると生殖器は成人の大きさになるまで発育が促されるだけでなく、第二次性徴が発現されます。たとえば、喉頭の前壁をつくる甲状軟骨が喉仏とよばれる大きなでっぱりをつくり声変わりをしたり、腋窩、陰部に体毛が増え、顔面にひげが生えてきます。さらに筋肉が発達し典型的な男性の体格になります。テストステロンはその後の精子形成の維持に重要な役割を果たしており、また精子をつくり続けるためにも必要なので、分泌低下では不妊症となります。

▶ 受精：多くのハードルを越えて進む精子

　魚は雌が卵子を水中に放出し、雄がその上に精子をかける、いわゆる体外受精で子どもをつくります。しかし、ヒトのように陸上に住む動物が卵子と精子を体外に出してしまうと、空気中でひからびてしまうので、雄が雌の体内に精子を注入し、雌の体内で受精させる体内受精の方法をとっています。

　精子は子宮内に進入しようとしますが、子宮頸管にある粘液のかたまりに行く手を阻まれます。精子は頭部から酵素を分泌して粘液を溶かして先に進みますが、1匹の精子がもつ酵素量はたかが知れており、粘液のかたまりを越えるために、酵素を出し切った多くの精子が犠牲になります。そのため、子宮腔という広い部屋に到達できるのは、1回の射精液に含まれている1億〜4億という精子のうちの1割ほどです。めでたく子宮内部に入れても、運よく卵管に入り込める精子は数百個といわれています。

　1個の精子が受精すると、ほかの精子は受精できないしくみなので、この1個の精子のために、億単位の精子が必要なのです。

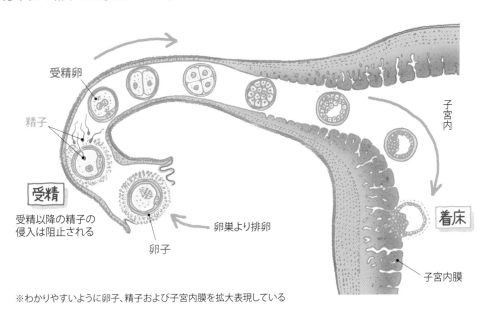

受精卵

精子

受精

受精以降の精子の
侵入は阻止される

卵子

卵巣より排卵

子宮内

着床

子宮内膜

※わかりやすいように卵子、精子および子宮内膜を拡大表現している

column

奇 跡 の 生 命 を 大 切 に 生 き る

　生命は遺伝子というバトンを子に渡すことで、連綿と続いてきました。数多くの精子と卵子から運よく選び抜かれ、受精し、着床し、子宮で育ち、無事にこの世に生まれてきたことは奇跡なのです。だからこそ、奇跡の生命を大切に一生懸命に生きることに意味があると思います。

受精：卵子の発育

卵巣には、胎児の頃から卵胞という袋がありますが、中の卵子は未熟な状態です。思春期になると毎月複数の卵子が発育を始めますが、**そのなかの１つが主席卵胞として成熟し、**卵管へ排卵されます。

何らかの原因で2つの卵子が排卵され、別々に受精・着床し出産に至れば二卵性双生児になります

排卵された卵子は、卵管の途中で精子と出会い受精すると、子宮に送られます。卵子を送り出した後の卵胞は黄体になり、**プロゲステロン**というホルモンを分泌するようになります。

成熟女性の卵巣は、妊娠が成立しない限り、上記のような卵胞が成熟する時期（卵胞期）と排卵、そして黄体が形成される時期（黄体期）が平均28日の周期で繰り返されます。これを卵巣周期といいます。

▶ 子宮は受精卵のために毎月新しいベッドを用意する

卵胞が成熟し排卵が起きても、受精するかどうかはわかりません。しかし、受精に成功したときのために、子宮では卵巣周期と連動して子宮内膜を変化させ、受精卵の受け入れ準備を同時に進めています。この子宮における変化を子宮周期あるいは月経周期といいます。

子宮は、発達した卵胞から分泌される**エストロゲン**の作用で内膜が厚くなり、血流が増えて受精卵のためのベッドとなります。次に、黄体から分泌されるプロゲステロンの作用で内膜はさらに血流が増え、厚くなってベッドはふかふかになり、受精卵の着床と発育のための環境が整うのです。

受精すると、このベッドは赤ちゃんを育む**胎盤**（たいばん）の基礎となります。受精しないと、ベッドは必要なくなるので剝がれ落ち、血液とともに子宮外に排出されます。これが月経です。

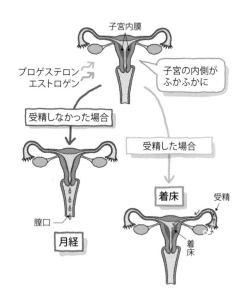

子宮内膜

プロゲステロン
エストロゲン

子宮の内側がふかふかに

受精しなかった場合

受精した場合

着床

受精

膣口

月経

着床

女性は、受精するしないに関係なく、毎月受精卵のために新しいベッドを作っては壊すという周期を、初経から閉経まで経験します。なぜなら、受精してからベッド作りを始めては遅いからです

▶ 胎 児 の 日 常 生 活 を 支 え る 胎 盤

　胎盤は胎児のからだの一部と母体の子宮内膜とによって構成され、胎児とともに成長し、妊娠4か月末に完成します。

　胎児は胎盤とつながるからだの一部を介して**母体の血液との間で物質交換**をします。酸素と栄養素は母体血から胎児血へ、二酸化炭素と老廃物は胎児血から母体血へ移動します。つまり、胎盤は胎児の食事と呼吸、トイレをまかなってくれる大切な器官なのです。さらに、胎盤はホルモンを分泌するので、胎児の神経系と循環器系を除くすべての機能を代行する万能臓器でもあります。

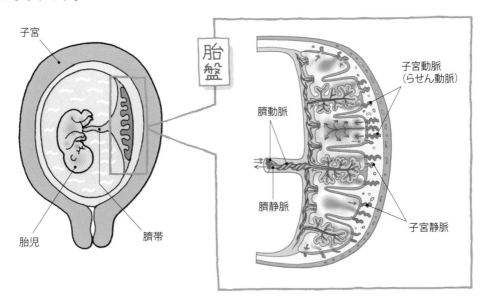

▶ 妊 娠 中 の ホ ル モ ン の 変 化

　妊娠後も、卵子を排出し終えた卵胞は黄体となってプロゲステロンを分泌しています。プロゲステロンは子宮が収縮して胎児が出てしまわないようにするだけでなく、生後の育児に向けて乳汁をつくる乳腺を発育させます。しかし、黄体から分泌されるプロゲステロンは妊娠3か月頃に分泌量が急に低下し、胎盤から分泌されるプロゲステロンとバトンタッチします。このバトンタッチがうまくいかず、ホルモン量が低下すると子宮筋が収縮しやすくなるので、この妊娠3か月頃が最も流産しやすい時期になります。

▶ 分娩と授乳

　妊娠維持から分娩開始のしくみは完全に解明されてはいませんが、分娩1〜2日前から、胎盤からのエストロゲンとプロゲステロンの分泌量が急激に減少します。それを皮切りに子宮を収縮させる**オキシトシン**というホルモンが作用しはじめ、子宮の激しい収縮、つまり**陣痛**が起こり、胎児と胎盤、臍帯、羊水など付属物が排出されます。これが分娩です。

　分娩とともに胎盤からのホルモン分泌がなくなると、母体の脳からはプロラクチンの分泌が始まり、乳汁が分泌されます。新生児が乳首を吸うと、それが刺激となってプロラクチンとオキシトシンの分泌が促進されます。オキシトシンは乳腺の平滑筋を収縮させて射乳させ、子宮収縮作用によって妊娠中に伸びた子宮が元の大きさに戻りやすくなります。

さらに詳しく！　性別の決定：ヒトの染色体と性

　以前は生まれるまで赤ちゃんの性別はわかりませんでしたが、今は胎児がある程度大きくなるとエコーで性別を判別することができます。しかし実際には、性別はもっと早く、受精の瞬間、卵子に侵入できた精子のもつ染色体で決まります。

　ヒトのからだを構成する細胞には22対44本の常染色体と1対2本の性染色体、合わせて23対46本の染色体があります。常染色体は大きさの順に1から22まで番号がつけられており、男女共通です。男女で異なるのが性染色体で、女性はX染色体を2本、男性はX染色体とY染色体を1本ずつもっています。

さらに詳しく！　染色体は受精する前に半減する

　染色体はからだを構成するすべての細胞に共通していますが、生殖細胞である精子と卵子は例外で、半分の23本の染色体しかもっていません。これは、46本の染色体のまま受精すると受精卵の染色体は92本になってしまうからです。未熟な精子（精祖細胞）と卵子（卵祖細胞、一次卵母細胞）の染色体数は46本ですが、成熟して一人前の精子と卵子になる過程で減数分裂をして半分の23本に減らし、受精したときに染色体数は46本に戻るようになっています。

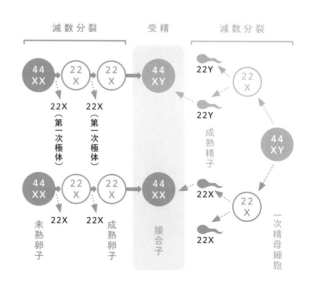

練 習 問 題

ここまでに学んだ内容を思い出しながら、練習問題を解いてみましょう。

〇 × 問 題

❶ 精子と卵子は親の遺伝情報を子に伝える役割をもつ。　　　　　[　　　]

❷ 卵巣は左右に1対ある。　　　　　　　　　　　　　　　　　　[　　　]

❸ 前立腺は男性ホルモンを作る。　　　　　　　　　　　　　　　[　　　]

❹ 1個の精子が受精するために多くの仲間の助けが必要である。　[　　　]

❺ 発育する卵子はすべて排卵される。　　　　　　　　　　　　　[　　　]

❻ 胎盤の材料はすべて母体から提供される。　　　　　　　　　　[　　　]

❼ ホルモン不足で流産することもある。　　　　　　　　　　　　[　　　]

❽ ホルモンの急激な変化が分娩の引き金を引く。　　　　　　　　[　　　]

❾ 性別は着床したときに決まる。　　　　　　　　　　　　　　　[　　　]

❿ 成熟した精子は46本の染色体をもつ。　　　　　　　　　　　　[　　　]

選 択 問 題

1 10歳で初潮、50歳で閉経する女性が一生に排卵する卵子はいくつになるか。

❶ 約50個

❷ 約500個

❸ 約5000個

❹ 約5億個

[　　　]

2 子宮内に入った精子が通常卵子と出会うのはどこか。

❶ 卵巣

❷ 卵管

❸ 子宮

❹ 膣

[　　　]

3 胎盤が担う役割ではないものはどれか。

❶ 胎児の食事

❷ 胎児の呼吸

❸ 胎児の排泄

❹ 胎児の心拍動

[　　　]

第 11 章

からだを守るしくみ（免疫機構）

▶ 生体防御機構は国を守る防衛軍

- 序章や1章で、ヒトのからだは約37兆個の細胞からできているという話をしましたね。個々の細胞を一人ひとりの人間にたとえると、人間のからだは37兆人のヒトからなる国と見ることができます。

- ヒトを取り囲む空気、水、土といった環境には、細菌やウイルスなど驚くほどの種類と数の微生物が生息しており、機会さえあればヒトという国に侵入し仲間を増やそうとしています。そして、侵入した微生物が増殖して国の機能をおびやかした状態が病気（感染症）です。

- しかし、私たちがめったに病気にならないのは、絶えずヒトのからだを構成する細胞たちが戦って守っているからです。このように、生体には自分（自己）と異物（非自己）を区別し、非自己の侵入を阻止して生体を守ろうとする能力があり、これを生体防御機構といいます。外敵の侵入から国を守ろうとする防衛軍のようなものです。

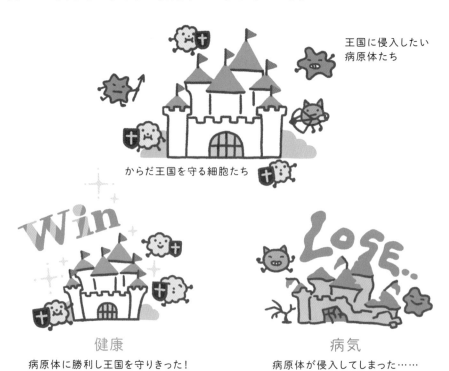

王国に侵入したい
病原体たち

からだ王国を守る細胞たち

健康
病原体に勝利し王国を守りきった！

病気
病原体が侵入してしまった……

▶ 免疫はこんなしくみ

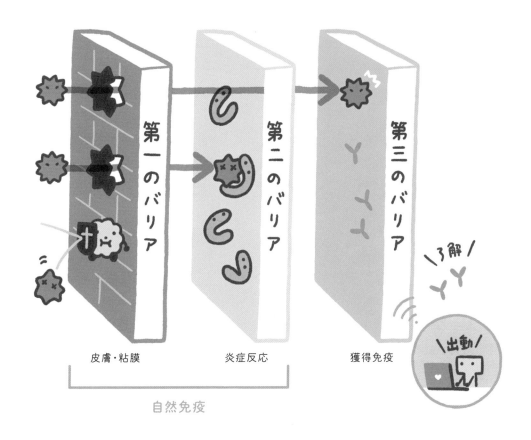

皮膚・粘膜　　　　　炎症反応　　　　　獲得免疫

自然免疫

▶ 生体を守る3つの障壁（バリア）

　生体防御機構を3つのバリアで考えてみましょう。外敵の侵入を阻む最初のバリアは**皮膚や粘膜**といった生体表面の物理的なバリアです。それを越えて体内に侵入してきた外敵から自己を守るために生体は第2のバリアとして**専門の細胞群と化学物質**を動員します。ここまでは**自然免疫**です。これでも外敵が侵入して増殖するのを阻止できなければ病気になります。しかし、病気から回復するとき、この経験を生かして二度と同じ病気にならないようにその敵のことを記憶し、生体を守る新たな能力を獲得します。これが**獲得免疫**で、第3のバリアとなります。

▶ 生体防御機構と免疫

先天的(非特異的)防御機構 自然免疫		後天的(特異的)防御機構 獲得免疫
第1のバリア	第2のバリア	第3のバリア
皮膚 粘膜	食細胞・NK細胞 炎症物質	液性免疫：抗体 細胞性免疫：リンパ球

　免疫は「病を・免れる」という意味です。その語源は、かつてペストで多くの人が亡くなったとき、生き残ったヒトはペスト患者を看護しても二度とペストにならなかった（二度なし現象）ので、神のご加護があるとされ、課税（munitas）を免除（im-）されたことに由来するそうです。そこから免疫（immunity）という名が付けられたのです。

　ですから、本来免疫とは同じ病気にならないということで、この場合はペスト菌に対して、つまり特定の外敵に対してだけ防御機構がはたらくので特異的防御機構といいます。また生後にペストに罹るという経験を経て獲得する能力なので、**後天的防御機構**ともいいます。しかし、ヒトにはどんな外敵も区別なく排除しようとする能力が生まれつき備わっており、それを非特異的防御機構あるいは**先天的防御機構**といいます。また、免疫を生体防御と同じように広くとらえ、前者を獲得免疫、後者を自然免疫ということもあります。

column

病原体とヒトとの戦いは続くよ、いつまでも

　病原体はヒトの体内に侵入・増殖して発病させます。一方、ヒトは侵入した病原体の活動力を押さえる抗体を武器として作り、作り方を記憶するので、再び同じ病原体が入ると、この抗体が発病を抑えてくれます。そこで、発病させる力のない、あるいは死んだ病原体を体内に入れて、発病することなく抗体を作らせるのがワクチンです。新型コロナウイルスのワクチンはヒトにウイルスの一部だけを作らせ、ウイルスが侵入したと思わせて抗体を作ります。しかし、敵も生存戦略として変化する環境に対応して、ヒトが作る抗体が役に立たないように変異をするので、戦いは続きます。

column

生まれながらの殺し屋、NK細胞

　血液中を流れる白血球の一種であるリンパ球の仲間にNK（natural killer）細胞がいます。文字通り生まれながらの殺し屋で、がん細胞やウイルス感染細胞を見つけて攻撃します。健康なヒトでも、体内では1日に3000〜6000個の細胞ががん化しているといわれていますが、がんにならないのは、がん化した細胞が増えないうちにNK細胞が見つけてやっつけてくれているからです。

▶ 第1のバリア：皮膚と粘膜

　これは国でいうと国境線のようなもので、まず皮膚は物理的な壁として病原微生物の体内への侵入を阻んでいます。さらに皮膚は、ただの壁として存在しているだけではありません。皮膚の表皮には皮膚常在菌という**病原性のない微生物**がすんでいます。これは居候のようなものですが、その代表が表皮ブドウ球菌で、ヒトが分泌する皮脂を分解して脂肪酸を作ります。これが皮膚を弱酸性に保ち、病原菌の発育を抑えているのです。

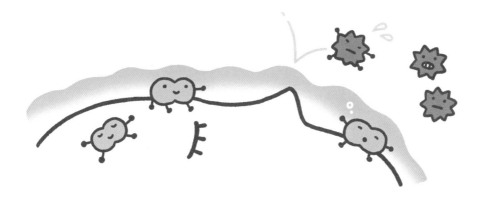

　一方、外敵の侵入口としては皮膚のほかに気道、消化管、尿路などがありますが、これらは粘膜に覆われています。気道の粘膜には線毛が生えており、ねばねばした粘液が引っ捕らえた細菌を線毛の動きで外界へ追い出してくれます。空気が乾燥する冬は、空気中の細菌が舞い上がって気道へ入りやすく、また粘膜がひからびて線毛の動きも悪くなるので、細菌が気道の奥や肺に達しやすく風邪をひきやすいのです。

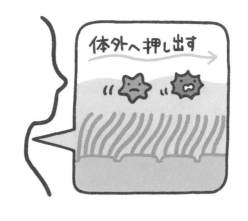

　食物を取り込む消化管には病原菌も侵入します。しかし、胃は胃酸によりpH1〜2という強酸性に保たれているため、一般的にヘリコバクターピロリ菌のようによほどの物好きな細菌でなければ生息するのは無理でしょう。さらに、その先の消化管にも腸内細菌という居候がすんでいて、ほかの細菌の増殖を抑制しています。また、尿道から侵入しても、括約筋の門が開いて膀胱から尿が放出されれば流し出されてしまいます。女性の腟には乳酸菌の仲間（デーデルライン桿菌）がすんでいて乳酸を産生するので、腟内は酸性の環境に保たれて病原菌が生息しにくくなっています。

▶ 第2のバリア：炎症反応

表皮の下にある真皮は、加工するとカバンや靴になるくらい丈夫にできています。ですが、転べば擦り傷ができます。調理中に誤って自分の指を切ってしまうこともあります。がんを摘出する手術ではメスで皮膚を切らなければなりません。また、皮膚からだけでなく粘膜からも、排除しようとするしくみを乗り越えて外敵が体内に侵入してくることがあります。そうしたときには細菌が体内に侵入してしまいます。そのときに活躍するのが細菌を食べてくれる**食細胞**です。食細胞には好中球と単球があります。これは白血球の仲間で、ふだんは血管内を流れています。

外傷などで損傷を受けた細胞はヒスタミンやキニンといった化学物質（炎症物質）を放出し食細胞を呼び寄せます。

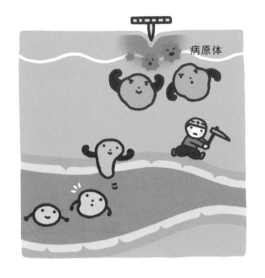

病原体

また、これらはより多くの食細胞をよぶために血管を拡張させ、血液がたくさん流れるようにします。さらに、現場近くに到着した食細胞が血管から現場に移動しやすいように血管の透過性（通り抜けやすさ）を高めます。単球は血管外に出るとマクロファージにグレードアップします。マクロファージはアメーバが食物を摂取するのと同じ方法で細菌を取り込み、細胞内のゴミ処理場であるリソソームの中で分解します。

血液は赤く温かいので、血管が拡張した部位は赤くなり（発赤）、熱をもちます（熱感）。また、血管透過性が高まることで水分（血漿）も血管外に漏れ出るため腫れます（腫脹）。そして、痛みのセンサーも刺激されます（疼痛）。このように生体が傷ついたときに起こる一連の反応を**炎症**といいます。

炎症はからだにつらい思いをさせますが、生体防御機構の大切な反応であり、薬などで炎症を抑えすぎるとからだにとってマイナスになる場合もあります

▶ 第3のバリア：獲得免疫

　皆さんは歴史の勉強は無駄だと思いますか？　しかし、歴史を学ぶことで、人類は過去の過ちを知り、同じ失敗を繰り返さないようにすることができます。同じことが生体防御でも起こっており、病気になった経験から同じ病気にならない方法を獲得するのです。これが獲得免疫です。

▶ 獲得免疫のあらまし

　細菌やウイルスだけでなく、花粉や食物、注射のような人為的に体内に入る物質など、非自己と認識されるものを**抗原**といいます。自然免疫の2つのバリアを乗り越えて侵入してきた抗原（非自己）には、**液性免疫**と**細胞性免疫**の2つのシステムが対処し、互いに協力しながら生体を守っています。

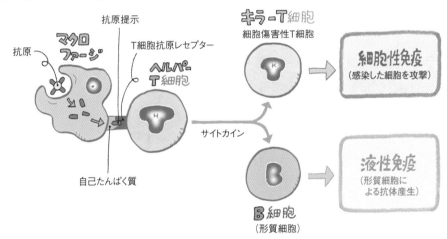

❶ 最初に、食細胞（好中球とマクロファージ）が攻撃を仕掛ける。

❷ ❶の食細胞の攻撃で敵を追い払うことができない、となれば応援を頼む
　＝獲得免疫が発動（援軍に情報提供するために）。

❸ マクロファージが、ヘルパーT細胞に抗原に関する情報を提供する（抗原提示）。

❹ 抗原提示を受けたヘルパーT細胞が作戦本部になり、作戦指令書の役割を担うサイトカイン（情報伝達たんぱく質）を産生して、キラーT細胞とB細胞に伝達する。

❺ ヘルパーT細胞からの指令で活性化されたキラーT細胞がはたらくものを細胞性免疫、活性化されたB細胞が形質細胞になり、抗体を産生してはたらくものを液性免疫という。

　液性免疫は血液の液体成分の一つ、血漿たんぱく質の抗体が活躍します。
　一方、細胞性免疫はリンパ球という細胞自体が活躍するのでこうよばれています

❻ T細胞とB細胞の一部は、記憶（メモリー）細胞として長期間生存し、抗原の情報を記憶しておく。次に同じ抗原が侵入してきたときはその記憶を呼び起こして抗体を産生する。

▶ 液性免疫：抗体の機能

　ホルモンの作用と同じように、抗体は抗原に対して鍵と鍵穴の関係のような構造になっています。ぴったり合う抗原を認識し結合するだけで殺すことはせず、身動きを封じます。そのおかげで食細胞は抗原を食べやすくなります。この作用を、抗体がご飯にふりかけをかけて味付けをし、食べやすくするのと似ているので、味付けという意味をもつ「オプソニン」作用といいます。

▶ 細胞性免疫：主役のキラーT細胞

　液性免疫では、抗体が侵入してきたウイルスや病原体の動きを封じ、マクロファージがそれを食べて退治しますが、細胞の中にまで入り込んでしまった異物に対しては手も足も出せません。このような場合は、**キラーT細胞**がウイルスや病原体に感染した（乗っとられた）細胞を丸ごと殺してしまいます。感染した細胞も殺される前にがんばって戦いますが、消化しきれないと異物の一部を細胞表面に出し、感染したことをキラー細胞に知らせて、ほかにうつらないよう殺すように頼むのです。

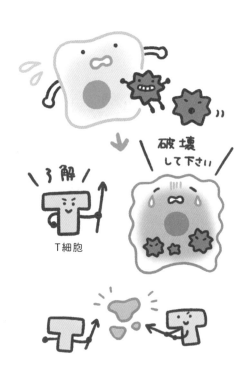

破壊
して下さい

了解

T細胞

　ヘルパーT細胞により活性化されたキラーT細胞は感染細胞に接着し、細胞膜に穴を開けるので、細胞の中身が外に流れ出ます。さらに、この穴を通じて注入されるグランザイムという毒は細胞を自殺に追い込むので、感染細胞は破壊されます。

▶ 生体防御機構の功罪

　現在行われている疾患の治療法の一つに、具合の悪くなった臓器を他人の健康な臓器に取り換える臓器移植があります。しかし、臓器移植では他人の細胞が体内に入るので、移植された細胞を外敵と認識し攻撃して排除しようとする拒絶反応が起こります。一方、花粉を吸い込むとそれを排除しようとする反応が起こりますが、反応が過剰になり涙や鼻水が大量に出て日常生活に支障をきたすことがあります。このように、生体防御機構はヒトにとって都合の良い点と悪い点があります。本来は生体を守るためのものですが、逆に臓器移植をうまくいかなくしたり、アレルギーを起こしてからだに深刻な被害を及ぼすこともあるのです。

練習問題

ここまでに学んだ内容を思い出しながら、練習問題を解いてみましょう。

○×問題

① ヒトのからだを外敵から守るのは，からだを作る細胞の一部である。 　[　　　]

② ワクチンは第3のバリアを自然に獲得する手段である。 　[　　　]

③ 免疫には侵入した敵の情報を保存するパソコンを持つ細胞がいる。 　[　　　]

④ NK細胞はがん細胞の増加を防いでいる。 　[　　　]

⑤ 皮膚は弱アルカリ性に維持されている。 　[　　　]

⑥ 炎症は自然免疫の一つである。 　[　　　]

⑦ 抗体は細胞性免疫の主役である。 　[　　　]

⑧ 抗体は食細胞の食欲増進剤である。 　[　　　]

⑨ キラーT細胞はウイルスに乗っ取られた細胞を殺してしまう。 　[　　　]

⑩ アレルギーは免疫反応の低下による引き起こされる。 　[　　　]

選択問題

1 炎症反応におけるマクロファージの役割はどれか。

① 血管を広げる。

② 病原体を食べる。

③ 痛覚の受容器を刺激する。

④ 傷口を塞ぐ。

[　　　]

2 抗体を作る細胞はどれか。

① NK細胞

② ヘルパーT細胞

③ マクロファージ

④ 形質細胞

[　　　]

3 獲得免疫軍の司令塔はどれか。

① キラーT細胞

② ヘルパーT細胞

③ B細胞

④ NK細胞

[　　　]

応 用 問 題

　ここからは、これまで学んできた内容の総まとめです。次の文章を読み、問題に答えてください。答えは語群から選んで、番号を記入しましょう。

体 内 の 物 流 シ ス テ ム

　約37兆個の細胞は、同じ役割をもつ細胞が集まって共同作業をする組織を作り、さらに2つ以上の組織が集まって、少し複雑な仕事をする器官を作ります。そして、いくつかの器官が集まり、役割分担しながら作業をする器官系を構成します。酸素を供給し、二酸化炭素の排出を担当するのが₀呼吸器系、食物燃料を供給するのが₀消化器系、老廃物を排出するのが₀泌尿器系です。

　これら器官系がそれぞれの役割を果たすためには、物質の流れ、つまり物流システムが必要です。運ぶ物質は血液というトラックに積まれて運ばれます。この輸送を担当するのが₀循環器系です。

　物流システムには、単に物質の輸送だけでなく、輸送する物質の保管、血液と細胞との間での物質の積み下ろし、効率よく輸送するための包装・加工といった役割も含まれています。さらに、在庫量と血液中を輸送されている物質量を監視し、必要なところに必要な物質が配送されるように物流システムの全体を調整する情報システムの役割をするのが神経系と内分泌系です。

1 下線部❶〜❹について、各器官系に属する器官はどれか。すべて選びなさい。

❶ 呼吸器系： [　　　　　　　　　　　　　　　]
❷ 消化器系： [　　　　　　　　　　　　　　　]
❸ 泌尿器系： [　　　　　　　　　　　　　　　]
❹ 循環器系： [　　　　　　　　　　　　　　　]

2 ガス（酸素・二酸化炭素）と食物の両方が通過する器官はどれか。　　　　　　　　　[　　　]

3 栄養素を保管する倉庫の役割を果たす器官はどれか。　　　　　　　　[　　　]

4 細胞が出した老廃物を水に溶かして一時的に貯蔵しておく倉庫の役割を果たす器官はどれか。　　　　　　　　[　　　]

5 血液中の酸素・二酸化炭素の量に応じて、呼吸指令を出す器官はどれか。　　　　　　　　[　　　]

語群

❶ 咽頭　❷ 肝臓　❸ 気管　❹ 血管　❺ 口腔　❻ 小腸　❼ 食道　❽ 心臓　❾ 腎臓　❿ 膵臓
⓫ 脊髄　⓬ 鼻腔　⓭ 尿管　⓮ 尿道　⓯ 脳　⓰ 肺　⓱ 膀胱

血 液 の 循 環 と 器 官 の 役 割

Aはヒトの主要器官と血液循環の模式図です。次の問題に答えてください。答えは図中から選んで、番号を記入しましょう。

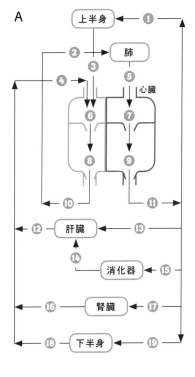

1 心臓の構造を表す❻〜❾のなかで、酸素を多く含む血液が流れている部位はどれか。2つ選びなさい。

[　　　　] [　　　　]

2 栄養素が最も多く含まれている血液が流れているのはどれか。

[　　　　]

3 二酸化炭素以外の老廃物が最も少ない血液が流れているのはどれか。

[　　　　]

4 ⓮に流れている血液の色で正しいのはどれか。次の選択肢から選びなさい。

❶ 鮮紅色
❷ 暗赤色
❸ 暗褐色
❹ 赤褐色

[　　　　]

Bは下半身の毛細血管での積み下ろしの模式図です。積み下ろしする物質の組み合わせで正しいものを、Bの図内にある番号から選んで記入しましょう。

1 酸素はどれか。

[　　　　]

2 二酸化炭素はどれか。

[　　　　]

3 二酸化炭素以外の老廃物はどれか。

[　　　　]

4 栄養素はどれか。

[　　　　]

動物の特徴：神経系ネットワーク

ヒトを含め、動物はえさを探したり、捕まえたり、あるいは生命維持を脅かす危険から身を守るために、環境の変化に対応しなければなりません。そのために全身に張り巡らされた情報のネットワークが神経系です。

下の図は、外界からの情報を刺激として受け取り、それに対して行動するまでの神経系の模式図です。次の問題に答えてください。答えは語群から選んで、番号を記入しましょう。

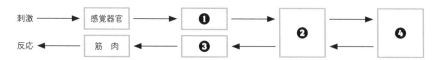

1 ❶～❹に入る用語を語群Iから選んで、番号で答えなさい。

❶[   ]   ❷[   ]   ❸[   ]   ❹[   ]

2 「名前を呼ばれたので振り向いた」この反応について

❶感覚器官はどれか。 [   ]

❷振り向く指令を出すのはどれか。 [   ]

3 「熱いものにさわっておもわず手を引っ込めた」この反応について

❶感覚器官はどれか。 [   ]

❷手を引っ込める指令を出すのはどれか。 [   ]

語群I
❶大脳皮質　❷脊髄　❸感覚神経　❹運動神経　❺眼球　❻耳　❼鼻　❽舌　❾皮膚

4 問3の反応と同じものを語群IIからすべて選びなさい。

[   ]

語群II
❶テレビで美味しそうなラーメンを見たら唾液が出てきた。 ❷鼻の中に何かが入ってくしゃみが出た。 ❸マンガを読んでいたらおもしろくて思わず声を出して笑ってしまった。 ❹目の前に急にボールが飛んできて思わず目を閉じた。 ❺転んだ時、とっさに手が出た。 ❻夜になり部屋が暗くなったので電気を付けた。

生体防御

　ヒトのからだは、侵入して乗っ取ろうと企んでいる抗原（異物）に取り囲まれていますが、生体を守る3つのバリアがあります。1つ目は体内と外界との境界である皮膚・粘膜で、体内への抗原の侵入を防いでくれています。傷口など境界に外界との間に通路ができると、2つ目のバリアである炎症という反応で体内に侵入した抗原を食細胞が食べて処理してくれます。炎症を起こしている部位は、色が。【❶青く ・ ❷赤く】、温度は。【❶冷たく ・ ❷温かく】、。【❶腫れて ・ ❷へこみ】、痛みがあるのが特徴です。

　3つ目は体内に侵入した抗原を処理しきれない場合で、侵入してきた抗原を記憶しておき、同じ抗原が2回目に侵入してきたときには速やかに対応できるしくみを獲得します。これが獲得免疫で、細胞性免疫と液性免疫の2つがあります。

1 体内に侵入した異物を食べてくれる細胞はどれか。
　語群から2つ選びなさい。　　　　　　　　　　　　　[　　　] [　　　]

2 下線部❶～❸について、炎症部位で見られる特徴で正しいほうを選びなさい。

❶[　　　]　　❷[　　　]　　❸[　　　]

3 下の獲得免疫の流れに関する模式図について、図内にある番号に入る言葉を、語群から選びなさい。

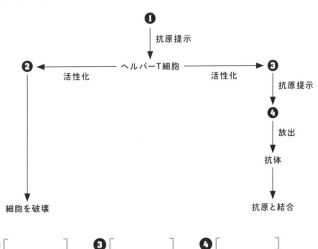

❶[　　　]　　❷[　　　]　　❸[　　　]　　❹[　　　]

> **語群**
> ❶赤血球　❷好中球　❸マクロファージ　❹キラーT細胞　❺B細胞　❻形質細胞

4 オプソニン作用は、❶細胞性免疫と❷液性免疫のどちらにかかわるか。
　番号で答えなさい。　　　　　　　　　　　　　　　　　　　[　　　]

MEMO

看護学生プレトレーニング　人体のしくみ

2024年2月20日　第1版第2刷発行　　　　　　　　　　　　　　　定価（本体1,300円＋税）

執　筆　　増田敦子©　　　　　　　　　　　　　　　　　　　　　　　　　　＜検印省略＞

発行者　　亀井　淳

発行所　　株式会社 メヂカルフレンド社

〒102-0073　東京都千代田区九段北3丁目2番4号
麹町郵便局私書箱48号　電話（03）3264-6611　振替00100-0-114708
https://www.medical-friend.jp

Printed in Japan　落丁・乱丁本はお取り替えいたします　　　印刷／三共グラフィック（株）　製本／（有）井上製本所
ISBN978-4-8392-1680-1　C3047　　　　　　　　　　　　　　　DTP／タクトシステム（株）　　　　　　107069-091

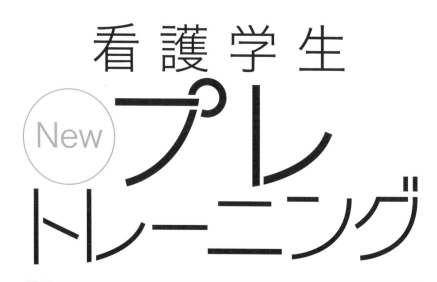

看護を学ぶ前にもう一度整理しておきたい基礎知識

New看護学生プレトレーニングとは

医療の学習に必要な「計算・数字」「人体のしくみ」「言葉・文章」の基礎知識を凝縮した入学前学習の決定版です！

Contents

Part1 計算と数字

計算順の鉄則、分数や小数の計算方法など、あらゆる計算問題に通ずる基本知識をふまえた問題から、看護師国家試験レベルの問題までを、段階的に掲載しています。

主な内容
- ❖ 計算、数字の基礎知識
- ❖ 割合、比
- ❖ 濃度の計算
- ❖ 速度の計算

Part2 看護に生かす理科

人体の理解や、基礎看護技術へつながる基本的な知識を、図やイラストを盛り込んだワークブック形式で、楽しく展開しています。

主な内容
- ❖ 人体を構成する細胞・組織・器官・器官系
- ❖ 人体のはたらきを知るための化学の知識
- ❖ 安全・安楽に生かす物理の知識

Part3 言葉と文章

基本的な語彙力、文脈を読み取る力、コミュニケーションに役立つ敬語の知識など、あらゆる場面で求められる国語力を総合的に学習できる内容となっています。

主な内容
- ❖ 漢字、語句
- ❖ 敬語と言葉づかい
- ❖ 文章のルール
- ❖ 文章読解

別 紙 解 答

練 習 問 題

第 1 章 p.15

○×問題 ①✖ 37億個→37兆個 ②✖ 組織→細胞 ③○ ④✖ 器官系→器官 ⑤✖ たんぱく質→水 ⑥○ ⑦○ ⑧○ ⑨○ ⑩✖ たんぱく質→グルコース

選択問題 ①3 ②2 ③1

第 2 章 p.21

○×問題 ①✖ 下→上 ②○ ③○ ④○ ⑤○ ⑥✖ 低い→高い ⑦✖ 開く→閉じる ⑧○ ⑨○ ⑩✖ 低血圧→高血圧

選択問題 ①4 ②3 ③2

第 3 章 p.27

○×問題 ①○ ②✖ 余分な酸素→二酸化炭素 ③○ ④✖ 肺→気道 ⑤✖ 必要→不要 ⑥○ ⑦○ ⑧✖ 銅→鉄 ⑨✖ 弛緩→収縮 ⑩○

選択問題 ①2 ②2 ③4

第 4 章 p.33

○×問題 ①○ ②✖ 数回に分けて→常時 ③✖ 尿細管→糸球体 ④✖ 分泌→再吸収 ⑤○ ⑥✖ 温度→量 ⑦○ ⑧○ ⑨○ ⑩✖ 弛緩→収縮

選択問題 ①3 ②3 ③2

第 5 章 p.42〜43

○×問題 ①✖ 尿→便 ②○ ③○ ④○ ⑤✖ 消化→吸収 ⑥✖ 脂質→糖質 ⑦○ ⑧○ ⑨○ ⑩○ ⑪○ ⑫○ ⑬✖ 動脈血→静脈血 ⑭✖ 肝臓→胆嚢 ⑮✖ 小腸→肝臓 ⑯✖ 膵臓→肝臓 ⑰✖ 肛門→直腸 ⑱✖ 食前→食中・後 ⑲○ ⑳○

選択問題 ①1 ②3 ③3 ④4 ⑤3 ⑥2

第 6 章 p.49

○×問題 ①○ ②✖ 変わらない→作り替えられる ③✖ 関節頭→関節窩 ④○ ⑤○ ⑥✖ 自律神経→運動神経 ⑦✖ 靭帯→腱 ⑧✖ 伸筋→屈筋 ⑨○ ⑩○

選択問題 ①3 ②1 ③2

第7章 p.57

○×問題 1 × あらゆる→特定の　2 × 硝子体→水晶体　3 ○　4 ○　5 ○　6 ○　7 × 長生き→短命　8 × 慣れにくい→慣れやすい　9 ○　10 ○

選択問題 1 2　2 3　3 4

第8章 p.65

○×問題 1 × 脳神経→脊髄　2 × 中枢神経系→末梢神経系　3 ○　4 ○　5 × 修復する→修復しない　6 ○　7 ○　8 × 視床→視床下部　9 × かかわっている→かかわっていない　10 × 副交感→交感

選択問題 1 1　2 3　3 3

第9章 p.71

○×問題 1 ○　2 ○　3 ○　4 ○　5 × すべて→特定の　6 ○　7 ○　8 × 内→外　9 × 膵臓→全身の細胞　10 × 心臓→腎臓

選択問題 1 1　2 1　3 2

第10章 p.79

○×問題 1 ○　2 ○　3 × 前立腺→精巣（精細管）　4 ○　5 × すべて→原則1つ　6 × すべて→胎児と　7 ○　8 ○　9 × 着床→受精　10 × 46→23

選択問題 1 2　2 2　3 4

第11章 p.87

○×問題 1 ○　2 × 自然→人工的　3 ○　4 ○　5 × アルカリ性→酸性　6 ○　7 × 細胞性→液性　8 ○　9 ○　10 × 低下→過剰

選択問題 1 2　2 4　3 2

応 用 問 題

体内の物流システム p.88

1 ❶1、3、12、16 ❷1、2、5、6、7、10 ❸9、13、14、17 ❹4、8
2 1　3 2　4 17　5 15

血液の循環と器官の役割 p.89

A 1 7、9　2 14　3 16　4 2
B 1 2　2 1　3 4　4 4

動物の特徴：神経系ネットワーク p.90

1 ❶3 ❷2 ❸4 ❹1　2 ❶6 ❷1
3 ❶9 ❷2　4 2、4、5

生体防御 p.91

1 2、3　2 ❶2 ❷2 ❸1
3 ❶3 ❷4 ❸5 ❹6　4 2